Perfusiones en UCI Pediátrica.

Marta González Lorenzo.

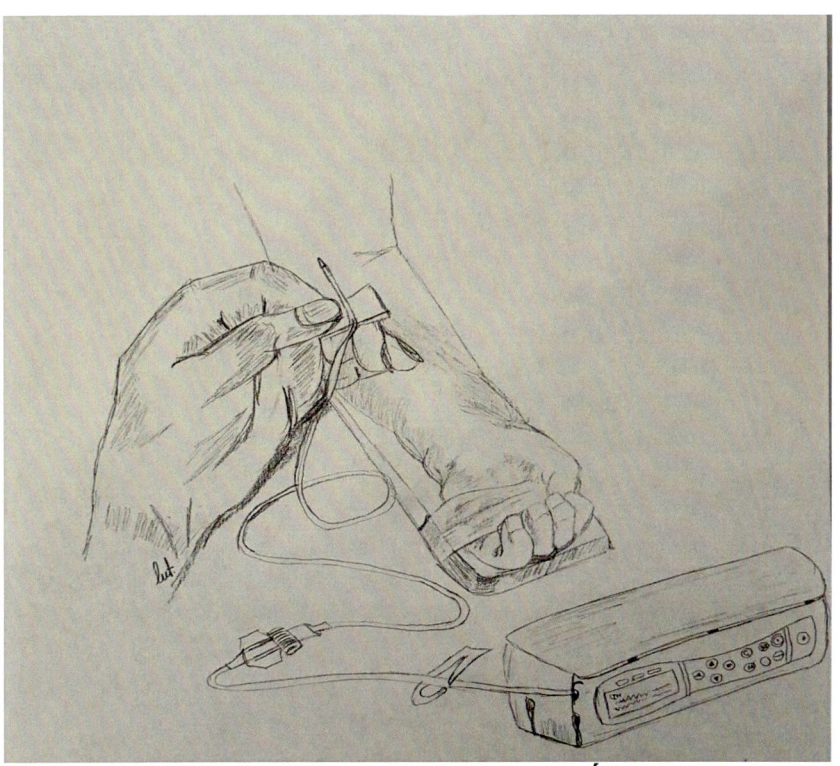

PERFUSIONES EN UCI PEDIÁTRICA
MARTA GONZÁLEZ LORENZO

© MARTA GONZÁLEZ LORENZO
PERFUSIONES EN UCI PEDIATRICA

ISBN papel: 978-84-685-8640-3
ISBN pdf: 978-84-685-8641-0

Impreso en España
Editado por Bubok Publishing S.L.

Este libro está dedicado en primer lugar a todos los corazones que dedican su esfuerzo con entusiasmo e ilusión realizando a diario su trabajo en el cuidado de los niños y niñas críticamente enfermos; en segundo lugar, a Raúl y Pablo, quienes sin su apoyo esta tarea no habría visto la luz.

PRESENTACIÓN:

Cada vez se hace más relevante la importancia médica, sanitaria y social de la patología aguda, grave y con riesgo vital, características que hoy en día se engloban en la condición de paciente crítico, que también padecen nuestros niños y niñas y que tanto impacto tienen en la comunidad.

Todas las horas de todos los días del año, miles de profesionales de las UCI Pediátricas y de los Servicios de Emergencias Sanitarias se dedican a su manejo, asistencia y cuidado, para devolver a los niños y niñas críticos a la sociedad a la que pertenecen junto a sus familias.

La necesidad y manejo de fármacos y perfusiones en situaciones de riesgo vital es una constante presente, sometiéndonos a cálculos e incontables comprobaciones, para garantizar la seguridad inherente en nuestras actuaciones.

Por otro lado; el carácter didáctico y docente ha sido una de mis preocupaciones siempre, porque se sabe que de ello deriva un enorme beneficio posterior.

Esta obra conlleva la relación de los fármacos y perfusiones de amplio uso en las situaciones emergentes y en la Unidades de Críticos Pediátricos, se han realizado los máximos esfuerzos para verificar la corrección, exactitud, actualización e idoneidad de las dosis terapéuticas recomendadas y pautas establecidas de alcance internacional en el momento de publicación de la obra, pero que pueden cambiar según avanzan los conocimientos médicos, siendo también preciso seguir las recomendaciones y actualizaciones informativas que regularmente proporcionan las autoridades sanitarias.

A pesar del esfuerzo realizado para todos los cálculos de dosis, concentraciones de perfusiones, diluciones y ajustes para cada kilogramo de peso, advertimos que es posi-

ble que existan faltas no detectadas en las transcripciones de las cantidades, nombres, unidades e intervalos terapéuticos de forma involuntaria, sujetas a la revisión de cada profesional prescriptor, por lo tanto la autora no puede hacerse responsable de las consecuencias que pudieran derivarse de algún error que hubiera pasado inadvertido.

La información farmacológica y terapéutica ajustada a peso necesaria en momentos de emergencias vitales puede buscarse en este manual, ordenándose por orden alfabético en su índice y en tablas por peso desde 1kg hasta los 70 kg, como guía de ayuda para atender a los niños y niñas críticos.

Autora: Marta González Lorenzo.
Jefa de Sección de Medicina Intensiva – UCI Pediátrica
H.G.U.Dr.Balmis.
Profesora Universidad Miguel Hernández de Elche.
Alicante – España.

Índice

1. ÁCIDO VALPROICO (Depakine®)

DESCRIPCIÓN DEL FÁRMACO:

- *Acción mediante bloqueo canales sodio.*
- *Rango terapéutico: 500-100 µgr/ml (indicación de niveles de farmacovigilancia con toma de muestra inmediatamente antes de la siguiente dosis).*
- *Eliminación hepática.*
- *Efectos secundarios: temblor, estímulo del apetito, pérdida de pelo, irregularidades menstruales. Graves: coma por hiperamoninemia, fallo hepático, pancreatitis, trombocitopenia relacionada con la dosis (30%).*
- *Contraindicaciones: insuficiencia hepática, hepatitis aguda/crónica, alteraciones del ciclo de la urea, encefalopatía por hiperamoninemia, porfiria hepática, disfunción pancreática.*
- *Efectos en metabolismo: inhibe metabolismo hepático de otros antiepilépticos (Fenitoína, fenobarbital, carbamazepina, lamotrigina). El AAS inhibe el metabolismo del ácido valproico.*

PRESENTACIÓN:

Ampolla 400 mg reconstituible con 4 ml de disolvente (100 mg/ml).

DOSIS:

Dependerá de si ha sido tratado previamente o no con valproico en dosis oral.

a) Si tratamiento previo con ácido valproico. Iniciar perfusión I.V. continua a ritmo de 0.5-1 mg/Kg/hora tras 4-6 horas de la última toma oral

b) Si no hay tratamiento previo con ácido valproico: dosis de carga en bolo I.V. directo de 15 mg/Kg (20 mg/kg en caso de status epiléptico) en unos 5 minutos. Continuar con perfusión I.V. continua a ritmo de 1 mg/Kg/hora (de 1-2 mg/Kg/hora en el caso de estatus epiléptico), con total de dosis máxima de 25 mg/Kg/día.

Dosis de carga:

Dosis de Carga de Acido Valproico-Depakine®. En mg y ml.				
Peso (kg)	15 mg/kg (mg)	15 mg/kg (* ml)	20 mg/kg (mg)	20 mg/kg (* ml)
1	15	0,15	20	0,2
2	30	0,3	40	0,4
3	45	0,45	60	0,6
4	60	0,6	80	0,8
5	75	0,75	100	1
6	90	0,9	120	1,2
7	105	1,05	140	1,4
8	120	1,2	160	1,6
9	135	1,35	180	1,8
10	150	1,5	200	2
15	225	2,25	300	3
20	300	3	400	4
25	375	3,75	500	5
30	450	4,5	600	6
35	525	5,25	700	7
40	600	6	800	8
45	675	6,75	900	9
50	750	7,5	1000	10
55	825	8,25	1100	11
60	900	9	1200	12
65	975	9,75	1300	13
70	1050	10,5	1400	14

Nota*: Los cálculos se basan en una concentración de Depakine® de 100 mg/ml.*
* ml a administrar de la ampolla reconstruida de 400 mg en 4 ml (100 mg/ml)

<u>Dosis de mantenimiento</u>:
Diluir 1.000 mg en 500 cc de SF 0.9%, SG5% ó SG10%, concentración de 2mg/ml.

Perfusión de Mantenimiento de Acido Valproico-Depakine® en ml/h		
Dilución 1.000 mg en 500 cc de SF 0.9%, SG5% ó SG10%, **Concentración (2 mg/ml).**		
Peso (kg)	**0,5 mg/kg/h (ml/h)**	**1 mg/kg/h (ml/h)**	**2 mg/kg/h (ml/h)**
1	0,25	0,5	1
2	0,5	1	2
3	0,75	1,5	3
4	1	2	4
5	1,25	2,5	5
6	1,5	3	6
7	1,75	3,5	7
8	2	4	8
9	2,25	4,5	9
10	2,5	5	10
15	3,75	7,5	15
20	5	10	20
25	6,25	12,5	25
30	7,5	15	30
35	8,75	17,5	35
40	10	20	40
45	11,25	22,5	45
50	12,5	25	50
55	13,75	27,5	55
60	15	30	60
65	16,25	32,5	65
70	17,5	35	70

Otra Perfusión mantenimiento:

Dosis calculada (mg día) en 500 cc SF 0.9%, SG5%, SG10% y administrar a 21 ml/hora

Dosis de DEPAKINE® en perfusión para 24 horas en mg		
Dilución de los mg a peso en 500 cc SF,SG a 21ml/h.		
Peso (kg)	**1 mg/kg/h para 24h (mg)**	**2 mg/kg/h para 24h (mg)**
1	24	48
2	48	96
3	72	144
4	96	192
5	120	240
6	144	288
7	168	336
8	192	384
9	216	432
10	240	480
15	360	720
20	480	960
25	600	1200
30	720	1440
35	840	1680
40	960	1920
45	1080	2160
50	1200	2400
55	1320	2640
60	1440	2880
65	1560	3120
70	1680	3360

2. ACTOCORTINA-HIDROCORTISONA:

DESCRIPCIÓN DEL FÁRMACO:

Cuando se inicia una terapia con cualquier corticosteroide, se deben tener en cuenta los siguientes principios: La dosis debe reducirse gradualmente a la dosis más baja que mantenga una respuesta clínica satisfactoria. Durante el tratamiento a largo plazo, la dosis de corticosteroides puede necesitar ser aumentada en momentos de estrés o exacerbaciones de la enfermedad subyacente.

➢ Indicaciones terapéuticas:

- *exacerbaciones agudas de asma.*
- *shock anafiláctico y reacciones de hipersensibilidad inmediata que constituyan un peligro para la vida del paciente (ej. angioedema, edema laríngeo).*
- *insuficiencia suprarrenal aguda.*
- *tratamiento del rechazo agudo del trasplante de órganos.*
- *coma hipotiroideo.*
- *vasculitis necrosante.*
- *artritis reumatoide.*
- *tenosinovitis y bursitis.*

PRESENTACIÓN:

Ampolla VIAL ACTUALMENTE DE 75mgr. *(equivalente a 100 mg de hidrocortisona fosfato sódico), suministrado en ampollas de 1ml.*
Diluid: en SF ClNa 0,9% ó SG 5% hasta concentración de 0,1-1 mg/ml y administrar en 10-30 min.
Concentración máxima de 5mg/ml.

DOSIS:

Para el shock refractario: dosis muy variables
      b. 50mgr/kg en bolo.
      c. Seguido de dosis cada 4-6 horas IV.

3. ALTEPLASA- rtPA ó
Activador tisular del plasminógeno:

DESCRIPCIÓN DEL FÁRMACO:

- *Tratamiento fibrinolítico del ictus, IAM y TEP.*
- *De elección cuando la estreptoquinasa está contraindicada.*
- *Fibrinolisis local de catéteres intravenosos.*

Mantener siempre el fibrinógeno mayor de 100mg/dl.

PRESENTACIÓN:

- Viales de 10, 20 y 50 mg.
- Diluid con API para concentración de 1mg=1ml.
- Dilución máxima con SF hasta 0,2mg/ml.

a) ICTUS:

- Menor de 4,5 horas de evolución.
- Edad mayor de 2 años.
- PedNIHSS >6 y <25.
- TAC perfusión con isquemia, presencia de obstrucción vascular y ausencia de hemorragia.
- Sin contraindicaciones para la fibrinólisis.

DOSIS:

Total: 0,9 mg/kg/IV.
1. Bolo inicial IV del 10% de la dosis total calculada en 5 min.
2. Continuad con infusión del 90% restante de la dosis en una hora.

Dosis total máxima de 90 mg.

Tabla de dosis de fibrinólisis con ALTEPLASA- rtPA				
Dosis totales por kg de peso,				
Bolo en mg IV del 10% a pasar en 5 minutos				
y perfusión en mg del 90% a pasar en una hora.				
Peso (kg)*	**Dosis Total 0,9 mg/kg**	**Dosis 10% Bolo IV a pasar en 5 minutos. mg**	**Dosis 90% Perfusión IV a pasar en 60 minutos. mg**
1	0,9	0,09	0,81
2	1,8	0,18	1,62
3	2,7	0,27	2,43
4	3,6	0,36	3,24
5	4,5	0,45	4,05
6	5,4	0,54	4,86
7	6,3	0,63	5,67
8	7,2	0,72	6,48
9	8,1	0,81	7,29
10	9	0,9	8,1
15	13,5	1,35	12,15
20	18	1,8	16,2
25	22,5	2,25	20,25
30	27	2,7	24,3
35	31,5	3,15	28,35
40	36	3,6	32,4
45	40,5	4,05	36,45
50	45	4,5	40,5
55	49,5	4,95	44,55
60	54	5,4	48,6
65	58,5	5,85	52,65
70	63	6,3	56,7

* Se han calculado las dosis para peso menor de 10 kg, pero hay que considerar la contraindicación en menores de 2 años.

b) FIBRILOSIS DEL CATETER:

Ante dispositivos de acceso venoso central ocluidos:

DOSIS:
- De hasta 2mg administrada hasta dos veces en cualquier tipo de oclusión.
- Concentración de 1mg/1ml.
- **Si peso corporal > 30 kg**: 2mg en 2 ml.
- **Si peso corporal < 30 kg:** la dosis hay que adecuarla al catéter y a la luz que queramos tratar, necesitando una dosis que debe corresponder al 110% del volumen interno de la luz del dispositivo.
  - Ej: volumen interno de la luz proximal de 1ml; la dosis será de 1,1 mg en 1,1 ml.

PROCEDIMIENTO:
- Tras administrar la dosis, no infundir ningún fármaco o fluido.
- Transcurridos 30 minutos de la primera dosis, evaluar la permeabilidad del catéter intentando aspirar sangre:
  - si se ha restablecido la permeabilidad aspirar hasta 4-5 ml de sangre y lavar con SF.
  - Si no se ha restablecido la permeabilidad, dejad actuar un total de 120 minutos y si después de ese tiempo no se aspira sangre, a los 120 minutos se puede aplicar una segunda dosis.

- **Si es volumen del dispositivo en mayor a 2ml, diluir la dosis máxima de 2mg en SF hasta el volumen de la luz necesaria.**

4. ADRENALINA:

DESCRIPCIÓN DEL FÁRMACO:

- *Amina vasoactiva de mayor potencia adrenérgica de amplio uso, indicada en la Parada cardiorrespiratoria, pero también obstrucción de vía aérea o anafilaxia.*
- *No mezclar con bicarbonato.*
- *En la extravasación produce necrosis tisular.*
- *Contraindicaciones: no existen contraindicaciones absolutas en situaciones de extrema gravedad. Relativas por sus efectos secundarios: arritmias, hipertiroidismo, HTA grave, feocromocitoma, arterioesclerosis cerebral, glaucoma de ángulo cerrado.*

PRESENTACIÓN:

Ampolla 1/1000 concentración 1mg/ml. (Hay jeringas precargadas de posología infantil con dosis de 0,3mg en 0,3 ml y de 0,15 mg en 0,3ml, de menor difusión).

DOSIS:

a) PARADA CARDIORESPIRATORIA:

Vía IV: 0,01 mg/Kg/ dosis (máximo hasta 0,03 mg/kg/dosis).

Administración IV directa, diluida 1 ampolla de 1mg en 9 ml de SF 0.9%, cada ml de esta solución contiene 0,1 mg de adrenalina. (diluida solución de 1:10000). Repetir cada 3 minutos si se precisa.

Bolo de ADRENALINA INTRAVENOSA, Dosis en mg y ml		
Peso (kg)	(mg) 0,01 mg/kg	(ml) 0,01 mg/kg a 0,1 mg/ml
1	0,01	0,1
2	0,02	0,2
3	0,03	0,3
4	0,04	0,4
5	0,05	0,5
6	0,06	0,6
7	0,07	0,7
8	0,08	0,8
9	0,09	0,9
10	0,1	1
15	0,15	1,5
20	0,2	2
25	0,25	2,5
30	0,3	3
35	0,35	3,5
40	0,4	4
45	0,45	4,5
50	0,5	5
55	0.55	5,5
60	0,6	6
65	0,65	6,5
70	0,7	7

Vía intratraqueal:

- poco documentada la dilución, es útil pero el volumen mínimo a diluir la vía intratraqueal es en 1-2 ml de SF0,9%.
- la dosis en mayor que la iv, hasta 0,1 mg/kg/dosis; ó 0,1 ml/kg de la dilución 1:10000).

Bolo de ADRENALINA INTRATRAQUEAL, Dosis en mg y ml:			
Peso (kg)	(mg) 0,1 mg/kg	(ml de la dilución 0,1 mg/ml) a 0,1 mg/kg	ml de ampollas
1	0,1	1	
2	0,2	2	
3	0,3	3	
4	0,4	4	
5	0,5	5	
6	0,6	6	
7	0,7	7	
8	0,8	8	
9	0,9	9	
10	1	10	
15	1,5	15	1,5 mg 1,5 ampolla
20	2	20	2 mg 2 ampollas
25	2,5	25	2,5 mg 2,5 ampollas
30	3	30	3 mg 3 ampollas
35	3,5	35	Mínimo 3 mg 3 ampollas
40	4	40	Mínimo 3 mg 3 ampollas
45	4,5	45	Mínimo 3 mg 3 ampollas

Bolo de ADRENALINA INTRATRAQUEAL, Dosis en mg y ml:			
Peso (kg)	**(mg)** **0,1 mg/kg**	(ml de la dilución 0,1 mg/ml) a 0,1 mg/kg	ml de ampollas
50	5	50	Mínimo 3 mg 3 ampollas
55	5,5	55	Mínimo 3 mg 3 ampollas
60	6	60	Mínimo 3 mg 3 ampollas
65	6,5	65	Mínimo 3 mg 3 ampollas
70	7	70	Mínimo 3 mg 3 ampollas

<u>Vía intraósea:</u>

Misma dosis que la IV. En RCP 0,01mg/kg, o 0,1ml/kg de la dilución 1:10000, puede repetirse cada 3 minutos.

Bolo de ADRENALINA INTRAÓSEA, Dosis en mg y ml		
Peso (kg)	(mg) 0,01 mg/kg	(ml) 0,01 mg/kg a 0,1 mg/ml
1	0,01	0,1
2	0,02	0,2
3	0,03	0,3
4	0,04	0,4
5	0,05	0,5
6	0,06	0,6
7	0,07	0,7
8	0,08	0,8
9	0,09	0,9
10	0,1	1
15	0,15	1,5
20	0,2	2
25	0,25	2,5
30	0,3	3
35	0,35	3,5
40	0,4	4
45	0,45	4,5
50	0,5	5
55	0,55	5,5
60	0,6	6
65	0,65	6,5
70	0,7	7

b) SITUACIÓN DE SHOCK:

Infusión I.V. continua a 0,1-1 mcg/kg/min.

<u>Perfusión continua</u> en ml/h de adrenalina concentración de 100 mcg/ml: (10 mg en 100 cc SG5%) <u>(10 ampollas </u>en 100 SG5%): 0,1 a 1 mcg/Kg/min.

Perfusión continua de ADRENALINA en ml/h											
Dilución: 10 mg (=<u>10 ampollas)</u> en 100 SG5%)											
(concentración de 100 mcg/ml)											
Peso (kg)	0,02 mcg/kg/min	0,05 mcg/kg/min	0,1 mcg/kg/min	0,2 mcg/kg/min	0,3 mcg/kg/min	0,4 mcg/kg/min	0,5 mcg/kg/min	0,6 mcg/kg/min	0,7 mcg/kg/min	0,8 mcg/kg/min	0,9 mcg/kg/min	1 mcg/kg/min
1	0,01	0,03	0,06	0,12	0,18	0,24	0,3	0,36	0,42	0,48	0,54	0,6
2	0,02	0,06	0,12	0,24	0,36	0,48	0,6	0,72	0,84	0,96	1,08	1,2
3	0,03	0,09	0,18	0,36	0,54	0,72	0,9	1,08	1,26	1,44	1,62	1,8
4	0,04	0,12	0,24	0,48	0,72	0,96	1,2	1,44	1,68	1,92	2,16	2,4
5	0,06	0,15	0,3	0,6	0,9	1,2	1,5	1,8	2,1	2,4	2,7	3
6	0,07	0,18	0,36	0,72	1,08	1,44	1,8	2,16	2,52	2,88	3,24	3,6
7	0,08	0,21	0,42	0,84	1,26	1,68	2,1	2,52	2,94	3,36	3,78	4,2
8	0,09	0,24	0,48	0,96	1,44	1,92	2,4	2,88	3,36	3,84	4,32	4,8
9	0,10	0,27	0,54	1,08	1,62	2,16	2,7	3,24	3,78	4,32	4,86	5,4
10	0,12	0,3	0,6	1,2	1,8	2,4	3	3,6	4,2	4,8	5,4	6
15	0,18	0,45	0,9	1,8	2,7	3,6	4,5	5,4	6,3	7,2	8,1	9
20	0,24	0,6	1,2	2,4	3,6	4,8	6	7,2	8,4	9,6	10,8	12
25	0,3	0,75	1,5	3	4,5	6	7,5	9	10,5	12	13,5	15
30	0,36	0,9	1,8	3,6	5,4	7,2	9	10,8	12,6	14,4	16,2	18
35	0,42	1,05	2,1	4,2	6,3	8,4	10,5	12,6	14,7	16,8	18,9	21
40	0,48	1,2	2,4	4,8	7,2	9,6	12	14,4	16,8	19,2	21,6	24
45	0,54	1,35	2,7	5,4	8,1	10,8	13,5	16,2	18,9	21,6	24,3	27
50	0,6	1,5	3	6	9	12	15	18	21	24	27	30
55	0,66	1,65	3,3	6,6	9,9	13,2	16,5	19,8	23,1	26,4	29,7	33
60	0,72	1,8	3,6	7,2	10,8	14,4	18	21,6	25,2	28,8	32,4	36
65	0,78	1,95	3,9	7,8	11,7	15,6	19,5	23,4	27,3	31,2	35,1	39
70	0,84	2,1	4,2	8,4	12,6	16,8	21	25,2	29,4	33,6	37,8	42

c) NEBULIZACIÓN EN CRUP, BRONQUIOLITIS:

NEBULIZACIÓN DE 0,5ml/kg/dosis de adrenalina concentración de 1/1000 (máximo 5ml).

Nebulizaciones de adrenalina cada dosis en ml de ampolla según peso:	
Peso (kg)	0,5 ml/kg
1	0,5
2	1
3	1,5
4	2
5	2,5
6	3
7	3,5
8	4
9	4,5
10	5 ml alcanza dosis máxima
15	Dosis máx 5 ml
20	Dosis máx 5 ml
25	Dosis máx 5 ml
30	Dosis máx 5 ml
35	Dosis máx 5 ml
40	Dosis máx 5 ml
45	Dosis máx 5 ml
50	Dosis máx 5 ml
55	Dosis máx 5 ml
60	Dosis máx 5 ml
65	Dosis máx 5 ml
70	Dosis máx 5 ml

5. AMIODARONA (Trangorex®).

DESCRIPCIÓN DEL FÁRMACO:

- *Antiarrítmico clase III.*
- *Indicado en síndrome WPW, arritmias supraventriculares y ventriculares*
- *Contraindicaciones: disfunción sinusal, BAV 2º-3er grado (excepto en portador de marcapasos).*
- *NO USAR EN EMBARAZO. Riesgo de prolongación QT, uso muy limitado en gestantes con arritmias muy graves refractarias, a dosis mínimas terapéuticas y con monitorización fetal.*
- *Incompatible con SF0.9%. Diluir en suero glucosado*
- *Usar sólo cristal. No usar envases de PVC.*
- *Efectos secundarios (relacionados con la dosis total administrada, es muy lipofílico): bradicardia, BAV, hipotensión, hepatitis, cirrosis, fibrosis pulmonar (10-15% de los tratados), fotosensibilidad, disfunción tiroidea (hiper e hipotiroidismo), depósitos corneales (reversibles), alteración coloración de la piel, neuropatía periférica, alteraciones gastrointestinales, sabor metálico, debilidad muscular, discrasias sanguíneas (aumento T. protrombina).*
- *No tomar pomelo aumenta su concentración.*

PRESENTACIÓN:

a) Ampolla 150 mg/3 ml (50 mg/ml)
b) Comprimidos 200 mg.

DOSIS:

<u>Bolo I.V. dos opciones:</u>

a) <u>*Infusión I.V. (el más habitual):*</u> 5 mg/Kg diluidos en SG5% pasar en 20-120 min; repetible 2-3 veces en 24 horas.

b) <u>*Administración I.V. directa (en urgencia vital):*</u> 5 mg/Kg en 10-20 ml SG5% en bolo 3-5 minutos (no repetir si necesario antes de 15 min por riesgo de shock o PCR).

<u>Perfusión I.V. continua:</u> 10-20 mg/Kg/24 horas (máximo 1.200 mg al día).

<u>Dosis orales:</u> inicialmente 10-15 mg/kg/día repartidos en una o dos dosis durante los primeros 7-10 días, si es eficaz reducir la dosis a 5 mg/kg/ día, 5 días a la semana en tratamientos crónicos.

Tabla de dosis de AMIODARONA calculadas a peso en mg:*			

Peso (kg)	5 mg/kg	10 mg/kg	15 mg/kg	20 mg/kg
1	5	10	15	20
2	10	20	30	40
3	15	30	45	60
4	20	40	60	80
5	25	50	75	100
6	30	60	90	120
7	35	70	105	140
8	40	80	120	160
9	45	90	135	180
10	50	100	150	200
15	75	150	225	300
20	100	200	300	400
25	125	250	375	500
30	150	300	450	600
35	175	350	525	700
40	200	400	600	800
45	225	450	675	900
50	250	500	750	1000
55	275	550	825	1100
60	300	600	900	1200
65	300	600	900	1200
70	300	600	900	1200

* El bolo en mg de impregnación recomendado sería la columna de 5mg/kg, pudiendo seguir con la perfusión en 24 horas de la dosis de 15mg/kg tercera columna en 24 horas, para no sobrepasar la dosis de la cuarta columna dosis máxima.

6. ARGIPRESINA (Empressin®).

DESCRIPCIÓN DEL FÁRMACO:

- *Es una sustancia activa producida de forma artificial equivalente a la hormona natural vasopresina.*
- *Regula el equilibrio hidroelectrolítico en el organismo y reduce la excreción de orina.*
- *Empressin se utiliza en estados de shock séptico cuando los otros métodos adecuados para alcanzar los valores deseados de la presión sanguínea establecidos por el médico responsable del tratamiento han fracasado.*

- **Uso en niños y adolescentes**

Empressin se ha usado para tratar determinadas afecciones de shock en niños, bebés y lactantes en la unidad de cuidados intensivos y en quirófano. **Aunque no se recomienda su uso en niños y recién nacidos.**

- *efectos secundarios:*

Frecuentes (pueden afectar hasta a 1 de cada 10 pacientes):
- *latido cardíaco anormal.*
- *opresión en el pecho.*
- *trastornos circulatorios en el miocardio, el intestino o las puntas de los dedos.*
- *estrechamiento periférico de los vasos sanguíneos.*
- *muerte de tejidos.*
- *cólicos.*
- *palidez alrededor de la boca.*
- *muerte del tejido cutáneo.*

Poco frecuentes (pueden afectar hasta a 1 de cada 100 pacientes):
- bajo nivel de sodio en sangre.
- temblor.
- mareos.
- dolor de cabeza.
- disminución del gasto cardíaco.
- cambio potencialmente mortal en el latido cardíaco.
- parada cardíaca.
- dificultad respiratoria provocada por el estrechamiento de las vías respiratorias.
- náuseas.
- vómitos.
- flatulencia.
- muerte del tejido intestinal.
- sudoración.
- erupción cutánea.
- cambios en determinados valores de la analítica sanguínea.

Raros (pueden afectar hasta a 1 de cada 1000 pacientes):
- reacción alérgica intensa, potencialmente mortal.

Desconocida (la frecuencia no puede estimarse a partir de los datos disponibles):
- hiperhidratación.
- diabetes insípida tras la suspensión del tratamiento.

- *Este medicamento contiene menos de 1 mmol de sodio (23 mg) por dosis, esto es, esencialmente "exento de sodio".*

PRESENTACIÓN:

Empressin 40 U.I./2 ml concentrado para solución para perfusión.

DOSIS:

Empressin solamente se usará además del tratamiento convencional y cuando nada es efectivo para salir del shock.
Inicialmente, se administrarán 0,01 U.I. de Empressin por minuto mediante perfusión. Esta dosis se puede aumentar cada 15-20 minutos hasta 0,03 U.I. de Empressin por minuto.
Dosis más altas solamente se usarán en caso de urgencia.

PREPARACIÓN DE LA PERFUSIÓN:

Una solución para perfusión diluyendo 2 ml del concentrado en 48 ml de solución de SF (ClNa 0,9 %) (lo que equivale a 0,8 U.I. de argipresina por ml).
El volumen total tras la dilución debe ser de 50 ml.

Velocidades de infusión de acuerdo con las dosis recomendadas de Empressin- ARGIPRESINA:		
Dosis de Empressin/min	Dosis de Empressin/hora	Velocidad de infusión
0,01 U.I.	0,6 U.I.	0,75 ml/hora
0,02 U.I.	1,2 U.I.	1,50 ml/hora
0,03 U.I.	1,8 U.I.	2,25 ml/hora

Población pediátrica
La argipresina se ha usado para el tratamiento del shock vasodilatador en niños y lactantes en unidades de cuidados intensivos y durante procedimientos quirúrgicos.

Dado que la argipresina en comparación con el tratamiento convencional no produjo una mejora en la supervivencia y mostró tasas más altas de acontecimientos adversos, no se recomienda su uso en niños y lactantes.

7. ATRACURIO (Tracrium®):

DESCRIPCIÓN DEL FÁRMACO:

- *Bloqueante no despolarizante de acción intermedia (grupo bezillisoquinoleínas).*
- *Inicio de la acción 2 a 4 minutos. Duración de acción 30 a 40 minutos.*
- *Liberador de histamina (hipotensión, taquicardia y broncoespasmo).*
- *Se metaboliza por hidrólisis y por esterasas plasmáticas independientes de la función hepática o renal (no requieren ajuste de dosis en caso de insuficiencia).*
- *Produce dos metabolitos (acrilato y laudanósido, éste último produce toxicidad neuronal).*
- *Antídoto: Neostigmina 1-3 mg, asociada a Atropina 1 mg.*
- *Efectos secundarios: hipotensión, parálisis respiratoria, taquicardia/bradicardia, broncoespasmo, exantema, edema angioneurótico (histaminoliberación).*

PRESENTACIÓN:

Ampolla 50 mg/5 ml (concentración 10 mg/ml). En nevera

DOSIS:

<u>Inducción IOT</u>: 0,4 a 0,6 mg/Kg (habitualmente 0,5 mg/kg).

Dosis de ATRACURIO (Tracrium®) en mg para Inducción IOT calculadas para mg/kg *			
Peso (kg)	**0,4 mg/kg**	**0,5 mg/kg**	**0,6 mg/kg**
1	0,4	0,5	0,6
2	0,8	1	1,2
3	1,2	1,5	1,8
4	1,6	2	2,4
5	2	2,5	3
6	2,4	3	3,6
7	2,8	3,5	4,2
8	3,2	4	4,8
9	3,6	4,5	5,4
10	4	5	6
15	6	7,5	9
20	8	10	12
25	10	12,5	15
30	12	15	18
35	14	17,5	21
40	16	20	24
45	18	22,5	27
50	20	25	30
55	22	27,5	33
60	24	30	36
65	26	32,5	39
70	28	35	42

Nota: La presentación de Atracurio (Tracrium®) es en ampollas de 50 mg/5 ml (concentración 10 mg/ml).

Perfusión continua:(300 mg en 100 cc SF 0,9% ó SG5%),(6 ampollas en 100 cc SF 0,9% ó SG5%): 0,3 a 0,6 mg/Kg/h

Perfusión de ATRACURIO (Tracrium®) en ml/hora			
Dilución: 300 mg (= 6 ampollas) en 100 cc SF 0,9% ó SG5% (concentración 3 mg/ml)			
Peso (kg)	0,3 mg/kg/h	0,4 mg/kg/h	0,5 mg/kg/h	0,6 mg/kg/h
1	0,1	0,13	0,17	0,2
2	0,2	0,27	0,33	0,4
3	0,3	0,4	0,5	0,6
4	0,4	0,53	0,67	0,8
5	0,5	0,67	0,83	1
6	0,6	0,8	1	1,2
7	0,7	0,93	1,17	1,4
8	0,8	1,07	1,33	1,6
9	0,9	1,2	1,5	1,8
10	1	1,33	1,67	2
15	1,5	2	2,5	3
20	2	2,67	3,33	4
25	2,5	3,33	4,17	5
30	3	4	5	6
35	3,5	4,67	5,83	7
40	4	5,33	6,67	8
45	4,5	6	7,5	9
50	5	6,67	8,33	10
55	5,5	7,33	9,17	11
60	6	8	10	12
65	6,5	8,67	10,83	13
70	7	9,33	11,67	14

Perfusiones en UCI Pediátrica.

8. BICARBONATO SÓDICO (Bicarbo-nato sódico®)

DESCRIPCIÓN DEL FÁRMACO:

- *Indicaciones:*
  1. *Parada cardiorrespiratoria*
  2. *Acidosis metabólica severa (pH < 7.1 o clínica severa)*
  3. *Hiperpotasemia moderada-severa (K+> 6.5 mEq/L)*
  4. *Alcalinización urinaria en litiasis úrica*
  5. *Hiperuricosuria intensa (síndrome lisis tumoral, terapia de anemia megaloblástica con vitamina B12)*
  6. *Intoxicaciones por salicilatos, fenobarbital, ADT, barbitúricos, etc.*
- *Efectos secundarios: alcalosis, hipernatremia, estado hiperosmolar.*
- *Evitar administración rápida (riesgo de alcalosis y arrítmias) y extravasación*
- *Contraindicaciones: alcalosis, ICC o estados edematosos severos, hipocalcemia, hipocloremia.*
- *No mezclar con catecolaminas.*

PRESENTACIÓN:

a) Ampolla 1M de 10 ml (solución al 8,4%; 1 ml = 1 mEq)
b) Solución 1M de 250 ml (solución al 8,4%; 1 ml = 1 mEq) Venofusin®
c) Solución 1/6M de 250 (41,66 mEq) y 500 ml (83,33 mEq) (1 ml = 0,167 mEq; solución al 1,4%)

Dosis IV:

Dosis en PARADA CARDIORESPIRATORIA:
1 mEq/Kg i.v; después 0,5 mg/Kg cada 10 minutos mientras dure la parada. Dosis post parada calcular en relación a pH.

Dosis en ACIDOSIS METABÓLICA severa (pH < 7.1), EXCEPTO EN LA CETOACIDOSIS DIABÉTICA

1. Calcular el déficit de HCO3 (adulto)

Déficit de HCO3 = HCO3 normal – HCO3 medido) x Kg x 0.4
    Y Administrar la mitad del déficit calculado en 30 minutos y repetir gasometría y cálculo

2. Calcular el déficit de HCO3 (NIÑO)

Déficit de HCO3 mEq = Exceso de bases x Kg x 0.3
    Y Administrar la mitad del déficit calculado en 30 minutos y repetir gasometría y cálculo

Dosis en acidosis metabólica crónica (enfermedad renal):
Calcular el déficit de HCO3 (adulto y niño)

Déficit de HCO3 = HCO3 normal – HCO3 medido) x Kg x 0.4.
Déficit de HCO3 mEq = Exceso de bases x Kg x 0.3
    Administrar 1/6 del déficit calculado en la 1ª hora y la mitad del déficit en las siguientes 12 horas (mantenimiento de HCO3 15-16 mEq/L ajustando por gasometría cada 3-4 h)

Dosis en HIPERPOTASEMIA:
0,5 mg/Kg I.V. en 10-30 minutos.

9. CALCIO SUPLEMENTOS I.V. (Varios).

DESCRIPCIÓN DEL FÁRMACO:

- *Valores normales de Ca^{2+}: 8,4-10,6 mg/dL (2,10-2,65 mmol/L)*
- *Valores normales de Ca^{2+} (difusible): 4,25-5,25 mg/dL (1,05-1,30 mmol/L)*
- *Se debe primero corregir calcemia con proteínas totales o albúmina*
- *Indicaciones: hipocalcemia severa, arritmias severas asociadas a hiperpotasemia, hipermagnesemia o hipocalcemia, toxicidad severa por bloqueantes de los canales del calcio.*
- *El cloruro cálcico es de acción más rápida, pero produce mayor irritación venosa y necrosis de tejidos blandos si se extravasa.*
- *No mezclar con solución bicarbonatada por riesgo de precipitación.*
- *Como aporte nutricional es preferible utilizar calcio glucobionato.*
- *Administrar dosis más bajas si impregnación digitálica.*
- *Contraindicaciones: IR grave, Hipercalcemia, Litiasis renal, RCP si existe FV o intoxicación digitálica.*

PRESENTACIÓN:

a) Calcio Cloruro ampolla 10% (10 ml) (1 gr de peso sal por unidad). (Cloruro Calcio Braun® 10%)
b) Calcio Gluconato ampolla 10% (10 ml) (1 gr de peso sal por unidad) (Sutecal Miniplasco®).

Perfusiones en UCI Pediátrica.

Preparado		Ca^{2+} elemento por ampolla Equivalencia 1 gr = 25 mmol = 50 mEq	
Dosis	mg	mmol	mEq /ml
Cloruro Calcio	182	4,56	9,12
Gluconato Calcio	93	2,32	4,65

DOSIS:

En niños pequeños dosis ajustadas a peso:

CLORURO CÁLCICO:

Para la hiperpotasemia: 20mg/kg/I.V. se puede repetir a los 10 minutos.

Hipocalcemia: 10-20mgr/kg cada 4-6 horas I.V.

TABLA DE CLORURO CALCICO mg/kg y ml de ampollas:				
Peso (kg)	10 mg/kg (mg)	ml de ampollas a 10mg/kg	20 mg/kg (mg)	ml de ampollas a 20mg/kg
1	10	0,55	20	1,1
2	20	1,1	40	2,2
3	30	1,65	60	3,3
4	40	2,2	80	4,4
5	50	2,75	100	5,5
6	60	3,3	120	6,6
7	70	3,85	140	7,7
8	80	4,4	160	8,8
9	90	4,95	180	9,9
10	100	5,5	200	11
15	150	8,25	300	16,5
20	200	11	400	22
25	250	13,75	500	27,5
30	300	16,5	600	33
35	350	19,25	700	38,5
40	400	22	800	44
45	450	24,74	900	49,5
50	500	27,5	1000	55
55	550	30,25	1100	60,5
60	600	33	1200	66
65	650	35,75	1300	71,5
70	700	38,5	1400	77

GLUCONATO CÁLCICO:

Para la hiperpotasemia:

60-100mg/kg/IV se puede repetir a los 10 minutos y considerar perfusión de mantenimiento.

Máximo 3g/dosis.

Peso (kg)	60 mg/kg	ml de ampollas a 60mg/kg	100 mg/kg	ml de ampollas a 100mg/kg
1	60	6,45	100	10,75
2	120	12,9	200	21,51
3	180	19,35	300	32,26
4	240	25,81	400	43,01
5	300	32,26	500	53,76
6	360	38,71	600	64,52
7	420	45,16	700	75,27
8	480	51,61	800	86,02
9	540	58,06	900	96,77
10	600	64,52	1000	107,53
15	900	96,77	1500	161,29
20	1200	129,03	2000	215,05
25	1500	161,29	2500	268,82
30	1800	193,55	3000	(35 ampollas de 10 ml)
35	2100	225,81	3000	(35 ampollas de 10 ml)
40	2400	290,32	3000	(35 ampollas de 10 ml)
45	2700	322,58	3000	(35 ampollas de 10 ml)
50	3000	354,84(35 ampollas de 10 ml	3000	(35 ampollas de 10 ml)

TABLA DE GLUCONATO CALCICO para la HIPERPOTA-SEMIA mg/kg
DOSIS (mínima y máxima) y ml de ampollas equivalentes:

TABLA DE GLUCONATO CALCICO para la HIPERPOTA-SEMIA mg/kg DOSIS (mínima y máxima) y ml de ampollas equivalentes:				
Peso (kg)	60 mg/kg	ml de ampollas a 60mg/kg	100 mg/kg	ml de ampollas a 100mg/kg
55	3000	354,84 (35 ampollas de 10 ml)	3000	(35 ampollas de 10 ml)
60	3000	354,84 (35 ampollas de 10 ml)	3000	(35 ampollas de 10 ml)
65	3000	354,84 (35 ampollas de 10 ml)	3000	(35 ampollas de 10 ml)
70	3000	354,84 (35 ampollas de 10 ml)	3000	(35 ampollas de 10 ml)

Dosis de mantenimiento:

< 25 kg a 1-2 mEq/kg/día.

25-45 kg a 0,5-1,5 mEq/kg/día.

>45 kg a 0,2-0,3 mEq/kg/día. ó 10-20 mEq/día.

Peso (kg)	1 mEq/kg/día	ml de ampollas de Gluconato calcico a 1 mEq/kg/día	2 mEq/kg/día	ml de ampollas de Gluconato calcico a 2 mEq/kg/día
1	1	0,21	2	0,43
2	2	0,43	4	0,86
3	3	0,65	6	1,29
4	4	0,87	8	1,74
5	5	1,09	10	2,17
6	6	1,29	12	2,58
7	7	1,51	14	3,02
8	8	1,74	16	3,45
9	9	1,96	18	3,89
10	10	2,17	20	4,3
11	11	2,38	22	4,73
12	12	2,58	24	5,16
13	13	2,8	26	5,59
14	14	3,02	28	6,03
15	15	3,23	30	6,45
16	16	3,45	32	6,88
17	17	3,66	34	7,31
18	18	3,87	36	7,74
19	19	4,09	38	8,17
20	20	4,3	40	8,6
21	21	4,52	42	9,03
22	22	4,73	44	9,46
23	23	4,95	46	9,89
24	24	5,16	48	10,32
25	25	5,38	50	10,75

Tabla de dosis de mantenimiento del tratamiento de la hiperpotasemia con GLUCONATO CALCICO en mEq y ml de ampollas para menores de 25 kg de peso.

Tabla de dosis de mantenimiento del tratamiento de la hiperpotasemia con GLUCONATO CALCICO en mEq y ml de ampollas entre los 25 kg de peso y los 45 kg de peso.

Peso (kg)	0,5 mEq/kg/día	ml de ampollas de Gluconato calcico a 0,5 mEq/kg/día	1,5 mEq/kg/día	ml de ampollas de Gluconato calcico a 1,5 mEq/kg/día
26	13	2,8	39	8,39
27	13,5	2,9	40,5	8,71
28	14	3,01	42	9,03
29	14,5	3,12	43,5	9,35
30	15	3,23	45	9,68
31	15,5	3,33	46,5	10
32	16	3,44	48	10,32
33	16,5	3,55	49,5	10,65
34	17	3,66	51	10,97
35	17,5	3,76	52,5	11,29
36	18	3,87	54	11,61
37	18,5	3,98	55,5	11,93
38	19	4,09	57	12,26
39	19,5	4,19	58,5	12,58
40	20	4,3	60	12,9
41	20,5	4,41	61,5	13,23
42	21	4,52	63	13,55
43	21,5	4,62	64,5	13,87
44	22	4,73	66	14,19
45	22,5	4,84	67,5	14,52

Peso (kg)	0,2 mEq/kg/día	ml de ampollas de Gluconato calcico a 0,2 mEq/kg/día	0,3 mEq/kg/día	ml de ampollas de Gluconato calcico a 0,3 mEq/kg/día
45	9	1,93	13,5	2,9
46	9,2	1,98	13,8	2,96
47	9,4	2,03	14,1	3,05
48	9,6	2,07	14,4	3,11
49	9,8	2,12	14,7	3,18
50	10	2,17	15	3,26
51	10,2	2,22	15,3	3,33
52	10,4	2,26	15,6	3,39
53	10,6	2,31	15,9	3,47
54	10.8	2,35	16,2	3,53
55	11	2,39	16,5	3,59
56	11,2	2,44	16,8	3,66
57	11,4	2,49	17,1	3,73
58	11,6	2,53	17,4	3,8
59	11,8	2,58	17,7	3,87
60	12	2,62	18	3,93
61	12,2	2,67	18,3	4,01
62	12,4	2,71	18,6	4,07
63	12,6	2,76	18,9	4,14
64	12,8	2,8	19,2	4,21
65	13	2,85	19,5	4,28
66	13,2	2,9	19,8	4,35
67	13,4	2,94	20,1	4,42
68	13,6	2,99	20,4	4,48
69	13,8	3,03	20,7	3,55
70	14	3,08	21	4,62

Tabla de dosis de mantenimiento del tratamiento de la hiperpotasemia con GLUCONATO CALCICO en mEq y ml de ampollas para > 45 kg de peso.

Peso (kg)	HIPOCALCEMIA: 200-800mgr/kg/día total y dividida su administración cada 4-6 horas IV.			
	200 mg/kg/día IV	mgr cada 6 horas 4 veces al dia a dosis de 200mg/kg/dia	800 mg/kg/día IV	mgr cada 6 horas 4 veces al dia a dosis de 800mg/kg/dia
1	200	33,33	800	133,33
2	400	66,67	1600	266,67
3	600	100 una ampolla*	2400	400
4	800	133,33	3200	533,33
5	1000	166,67	4000	666,67
6	1200	200	4800	800
7	1400	233,33	5600	933,33
8	1600	266,67	6400	1066,67
9	1800	300	7200	1200
10	2000	333,33 3,5 ampollas*	8000	1333,33
15	3000	500	12000	2000
20	4000	666,67	16000	2666,67
25	5000	833,33	20000	3333,33
30	6000	1000 10 ampollas*	24000	4000
35	7000	1166,67	28000	4666,67
40	8000	1333,33	32000	5333,33
45	9000	1500	36000	6000
50	10000	1666,67	40000	6666,67
55	11000	1833,33	44000	7333,33
60	12000	2000	48000	8000
65	13000	2166,67	52000	8666,67
70	14000	2333,33	56000	9333,33

FORMAS Y CUIDADOS DE LAS PERFUSIONES Y ADMI-NISTRACIONES PREVIAS de CALCIO.

Dosis en PCR y en hiperpotasemia con alteraciones eléctricas:

a) De elección Gluconato cálcico 10% en administración I.V. lenta (3-5 minutos). Puede repetirse dosis a los 10 minutos.
b) Alternativa Cloruro cálcico en administración I.V. lenta (3-5 minutos). Puede repetirse dosis a los 10 minutos.

Dosis en hipocalcemia severa:

Administración I.V. inicial: Ca^{2+} elemento (inicio de acción inmediato pero efecto de la dosis inicial no es superior a 2 horas).

a) De elección en caso de clínica florida: Cloruro cálcico 10%, disueltos en 100 ml de **SG5%** a pasar en 10-15 minutos). CUIDADO CON NO EXTRAVASAR
b) Alternativa: Gluconato cálcico disueltos en 100 ml de SG5% a pasar en 10-15 minutos).

Infusión I.V. de mantenimiento: (monitorizar calcemia/6-8 horas hasta corrección del déficit).

10. CISATRACURIO (BESILATO DE) (Nimbex®):

DESCRIPCIÓN DEL FÁRMACO:

- *Bloqueante no despolarizante de acción intermedia*
- *Inicio de la acción 2 a 4 minutos. Duración de acción 30-60 minutos.*
- *Isómero del Atracurio, de perfil similar a éste, pero 3 veces más potente.*
- *Libera menos histamina que Atracurio, menos cambios hemodinámicos y menos acumulación de metabolitos tóxicos: de elección si perfusión prolongada*
- *No ajuste dosis en insuficiencia renal o hepática*
- *No mezclar con Propofol ya que se inactiva.*
- *Efectos secundarios: histamino liberación, bradicardia, hipotensión, sofocos, broncoespasmo. Raro: miopatía en uso prolongado (con corticoides).*
- *Antídoto: Neostigmina 1-3 mg, asociada a Atropina 1 mg.*

PRESENTACIÓN: (ambas formulaciones en nevera)

a) Concentración 2 mg/ml (solución inyectable): ampollas de 5 ml = 10 mg (también de 2,5 ml con 5 mg y 10 ml con 20 mg respectivamente).
b) Concentración 5 mg/ml (solución inyectable): vial 30 ml (150 mg Cisatracurio).

DOSIS:

Inducción IOT: 0,1 a 0,2 mg/Kg. (habitualmente 0,15 mg/Kg).
Administración en ml en bolo sin diluir de ampolla 2 mg/ml.

Tabla de Dosis de CISATRACURIO (Nimbex®) para Inducción IOT en mg/kg.			
Peso (kg)	**0,1 mg/kg**	**0,15 mg/kg**	**0,2 mg/kg**
1	0,1	0,15	0,2
2	0,2	0,3	0,4
3	0,3	0,45	0,6
4	0,4	0,6	0,8
5	0,5	0,75	1
6	0,6	0,9	1,2
7	0,7	1,05	1,4
8	0,8	1,2	1,6
9	0,9	1,35	1,8
10	1	1,5	2
15	1,5	2,25	3
20	2	3	4
25	2,5	3,75	5
30	3	4,5	6
35	3,5	5,25	7
40	4	6	8
45	4,5	6,75	9
50	5	7,5	10
55	5,5	8,25	11
60	6	9	12
65	6,5	9,75	13
70	7	10,5	14

<u>Perfusión continua</u> (150 mg en 50 cc SF 0,9% o SG5%): 0,05 a 0,5 mg/Kg/h.

Tabla de Perfusión de CISATRACURIO (Nimbex®) en ml/hora				
Dilución: 150 mg (= 1 vial) en 50 cc SF 0,9% o SG5% (concentración 3 mg/ml).				
Peso (kg)	**0,05 mg/kg/h**	**0,1 mg/kg/h**	**0,2 mg/kg/h**	**0,3 mg/kg/h**	**0,5 mg/kg/h**
1	0,02	0,03	0,07	0,1	0,17
2	0,03	0,07	0,13	0,2	0,33
3	0,05	0,1	0,2	0,3	0,5
4	0,07	0,13	0,27	0,4	0,67
5	0,08	0,17	0,33	0,5	0,83
6	0,1	0,2	0,4	0,6	1
7	0,12	0,23	0,47	0,7	1,17
8	0,13	0,27	0,53	0,8	1,33
9	0,15	0,3	0,6	0,9	1,5
10	0,17	0,33	0,67	1	1,67
15	0,25	0,5	1	1,5	2,5
20	0,33	0,67	1,33	2	3,33
25	0,42	0,83	1,67	2,5	4,17
30	0,5	1	2	3	5
35	0,58	1,17	2,33	3,5	5,83
40	0,67	1,33	2,67	4	6,67
45	0,75	1,5	3	4,5	7,5
50	0,83	1,67	3,33	5	8,33
55	0,92	1,83	3,67	5,5	9,17
60	1	2	4	6	10
65	1,08	2,17	4,33	6,5	10,83
70	1,17	2,33	4,67	7	11,67

11. CLEVIDIPINO:

DESCRIPCIÓN DEL FÁRMACO:

- *Antihipertensivo IV para perfusión continua, se debe administrar directamente del vial.*
- *Solución lipofílica, emulsión blanca, opaca y estéril.*
- *Administración central o periférica (ésta última dada su densidad puede ser irritante o molesta.*
- *Efectos secundarios: taquicardia refleja, reducción de la PaO2, hipotensión, elevación de los triglicéridos (administrado de forma concomitante con Propofol).*
- *Contraindicaciones:*
  En pacientes con hipersensibilidad a la soja, cacahuete, huevo y sus derivados.
  Así como a pacientes con defectos del metabolismo lipídico.
  En la estenosis aórtica.

PRESENTACIÓN:

Vial de 0,5 mg/ml en presentaciones de 50 y 100 ml.
Perfusiones opacas.

DOSIS:

Bolo I.V.: se reconoce en la literatura pero no es su uso habitual.

Según ficha técnica no requiere ajuste de dosis a peso para los adultos empleándose dosis de inicio:

Dosis habituales de adulto: La perfusión de Cleviprex debe comenzar a 4 ml/hora (2 mg/hora) y se irá aumentado según la tolerabilidad, doblando la cantidad (es decir, de 4 a 8, de 8 a 16, de 16 a 32 y de 32 a 64 ml/hora [2 a 4, 4 a 8, 8 a 16 y 16 a 32 mg/hora]) cada 90 segundos.

Cleviprex reducirá la tensión arterial en la mayoría de los pacientes con dosis de hasta 32 ml/hora (16 mg/hora). Algunos pacientes pueden requerir una dosis de hasta 64 ml/hora (32 mg/hora).

Se ha estudiado su conversión a dosis ajustadas a peso para su uso pediátrico, en casos excepcionales.

Perfusión I.V. continua ajustada a peso

Inicial a 0,5-1 mcg/kg/min con incrementos de 0,5-1 mcg/kg/min cada 2-3 min hasta alcanzar objetivo tensional con dosis de mantenimiento entre 1-5 mcg/kg/min.

Tabla de Perfusión de CLEVIDIPINO en ml/h.						
Perfusión-vial con concentración 0,5mg/ml						
Peso (kg)	**0,5 mcg/kg/min**	**1 mcg/kg/min**	**2 mcg/kg/min**	**3 mcg/kg/min**	**4 mcg/kg/min**	**5 mcg/kg/min**
1	0,06	0,12	0,24	0,36	0,48	0,6
2	0,12	0,24	0,48	0,72	0,96	1,2
3	0,18	0,36	0,72	1,08	1,44	1,8
4	0,24	0,48	0,96	1,44	1,92	2,4
5	0,3	0,6	1,2	1,8	2,4	3
6	0,36	0,72	1,44	2,16	2,88	3,6
7	0,42	0,84	1,68	2,52	3,36	4,2
8	0,48	0,96	1,92	2,88	3,84	4,8
9	0,54	1,08	2,16	3,24	4,32	5,4
10	0,6	1,2	2,4	3,6	4,8	6
15	0,9	1,8	3,6	5,4	7,2	9
20	1,2	2,4	4,8	7,2	9,6	12
25	1,5	3	6	9	12	15
30	1,8	3,6	7,2	10,8	14,4	18
35	2,1	4,2	8,4	12,6	16,8	21
40	2,4	4,8	9,6	14,4	19,2	24
45	2,7	5,4	10,8	16,2	21,6	27
50	3	6	12	18	24	30
55	3,3	6,6	13,2	19,8	26,4	33
60	3,6	7,2	14,4	21,6	28,8	36
65	3,9	7,8	15,6	23,4	31,2	39
70	4,2	8,4	16,8	25,2	33,6	42
adultos	4	8	16		32	La máxima utilizada a 64 ml/h

CONSIDERACIONES SOBRE LA PERFUSIÓN Y MANE-JO del Clevidipino:

Una vez perforado el tapón, se debe utilizar en el plazo de 12 horas y eliminar la parte no utilizada.

No se debería administrar salvo fluidos concomitante con ningún otro fármaco por la misma luz.

12. CLORURO MÓRFICO (Clorhidrato)

DESCRIPCIÓN DEL FÁRMACO:

- *Opioide agonista puro*
- *Poco liposoluble, lo que implica un retraso en alcanzar su máximo efecto a nivel del SNC (20 minutos).*
- *Duración de acción de 2-7 horas (vida media 4 horas).*
- *Metabolización hepática, se generan 2 metabolitos activos (morfina-3-glucorónido y morfina-6-glucorónido) que se eliminan por orina, pudiéndose acumular en pacientes con insuficiencia renal.*
- *Ajuste en insuficiencia renal: Ccr 10-50 ml/min 75% dosis habitual; Ccr <10 ml/min 50% de la dosis habitual.*
- *Evitar en insuficiencia hepática (puede precipitar encefalopatía hepática)*
- *Efectos secundarios: depresión respiratoria, estreñimiento, rigidez muscular, astenia, cefalea, náuseas y vómitos, retención urinaria, taquicardia, hipotensión, prurito, miosis, sequedad bucal, confusión, sudoración.*
- *Los efectos secundarios se reducen usando vía s.c. y antieméticos.*
- *Paso de V.O. a I.V. disminuir a 1/3 la dosis oral.*
  Paso a V.O multiplicando dosis I.V. por 2.
  Dosis de morfina I.V. = dosis de fentanilo **transdérmico.**
  Antídoto: Naloxona (Naloxone®)

PRESENTACIÓN:

a)   Ampolla 10 mg/1 ml (al 1%)
b)   Ampolla 20 mg/1 ml (al 2%)

DOSIS:

Morfina oral 0,3-0,6 mg/kg.
<u>**Bolo I.V.:**</u> de la ampolla 10 mg/1 ml (1%)
Recién nacido:0,05-0,1 mg/kg cada 2-4 horas IV.
Lactantes y niños: 0,1-0,2 mg/kg cada 2-4 horas.
Máximo 15 mg/dosis.

Tabla de Bolo de morfina IV en mg			
Peso (kg)	0,05 mg/kg	0,1 mg/kg	0,2 mg/kg
1	0,05	0,1	0,2
2	0,1	0,2	0,4
3	0,15	0,3	0,6
4	0,2	0,4	0,8
5	0,25	0,5	1
6	0,3	0,6	1,2
7	0,35	0,7	1,4
8	0,4	0,8	1,6
9	0,45	0,9	1,8
10	0,5	1	2
15	0,75	1,5	3
20	1	2	4
25	1,25	2,5	5
30	1,5	3	6
35	1,75	3,5	7
40	2	4	8
45	2,25	4,5	9
50	2,5	5	10
55	2,75	5,5	11
60	3	6	12
65	3,25	6,5	13
70	3,5	7	14

Perfusión I.V. continua: (50 mg Cloruro mórfico en 50 cc SF 0,9% ó SG5%).

Recién nacidos a 10-30 mcg/kg/h.
Lactantes y niños a 10-40 mcg/kg/h.
Adultos hasta 60 mcg/kg/h.

Tabla de Perfusión de MORFINA en ml/h.			
Dilución: de 50mgr (= 5 ampollas) en 50ccSF			
con concentración 1mg/ml.			
Peso (kg)	**10 mcg/kg/h**	**20 mcg/kg/h**	**30 mcg/kg/h**	**40 mcg/kg/h**
1	0,01	0,02	0,03	0,04
2	0,02	0,04	0,06	0,08
3	0,03	0,06	0,09	0,12
4	0,04	0,08	0,12	0,16
5	0,05	0,1	0,15	0,2
6	0,06	0,12	0,18	0,24
7	0,07	0,14	0,21	0,28
8	0,08	0,16	0,24	0,32
9	0,09	0,18	0,27	0,36
10	0,1	0,2	0,3	0,4
15	0,15	0,3	0,45	0,6
20	0,2	0,4	0,6	0,8
25	0,25	0,5	0,75	1
30	0,3	0,6	0,9	1,2
35	0,35	0,7	1,05	1,4
40	0,4	0,8	1,2	1,6
45	0,45	0,9	1,35	1,8
50	0,5	1	1,5	2
55	0,55	1,1	1,65	2,2
60	0,6	1,2	1,8	2,4
65	0,65	1,3	1,95	2,6
70	0,7	1,4	2,1	2,8

<u>Sedación paliativa:</u> 30-40 mg en 500 cc SF0.9% ó SG5% a 21 ml/hora.

13. DEXMEDETOMIDINA (DEXDOR®):

DESCRIPCIÓN DEL FÁRMACO:

- *Se trata de un agonista adrenérgico alfa -2, capaz de conseguir un efecto sedante y analgésico por vía diferente a los gabaérgicos (propofol, benzo-diacepinas, barbitúricos).*
- *Actúa sobre la neurotransmisión noradrenérgica a nivel del locus ceruleus, obteniendo una sedación y ansiolisis sin efecto sobre la ventilación esponta-nea.*
- **Sus principales indicaciones** *son Pacientes con inicio del destete y fracaso por desadaptación reiterada respiratoria. Pacientes que no toleran la retirada de uno o dos fármacos sedantes ó que se encuentran en situación de delirio grave medido por la escala de agitación.*
- **Contraindicaciones del fármaco:**
  - *Absolutas:*
    Inestabilidad hemodinámica refractaria: TAS < 90 mmHg a pesar del soporte con noradrenalina mayor a 0,5 mcg/kg/m o dobutamina a 10 mcg/kg/min.
    Trastornos del ritmo cardiaco: Bradicardia < a 50 lpm sin el uso de beta bloqueantes.
    Pacientes con bloqueo a-v de alto grado sin MCP.

  - *Relativas:*
    Disfunción hepática grave (Child-Pug clase C)
    Pacientes con disfunción autonómica (lesión medular o polineuropatía).
    Fase aguda de pacientes neurocríticos (TCE; ACV, neuroquirúrgicos) por su efecto vasoconstrictor

cerebral a dosis altas, que pueden reducir el flujo cerebral.
Cardiopatía isquémica tipo angina inestable o infarto agudo de miocardio con FE. < 30%.

PRESENTACIÓN:

Ampollas de 2 ml con 200 microgramos (concentración de 100mcg/ml) de DEXDOR®.

DOSIS:

de 0,2 a 1,4 mcg/kg/h.

Perfusión continua: 400 mcg en 95 cc de SF.

Diluiremos 2 ampollas de 2 ml (100mcg/ml) de DEXDOR®, en 95 cc de suero fisiológico.
Lo infundiremos en perfusión continua por una vía, donde no se administren líquidos a alto flujo.

Dosis de perfusión de DEXMEDETOMIDINA en ml/h.

Dilución de: 400 mcg (= 2 ampollas de 2 ml) en 96 cc de SF.
Concentración: (100mcg/ml) de DEXDOR®.

Peso kg	0,2 mcg/kg/h	0,3 mcg/kg/h	0,4 mcg/kg/h	0,5 mcg/kg/h	0,6 mcg/kg/h	0,7 mcg/kg/h	0,8 mcg/kg/h	0,9 mcg/kg/h	1 mcg/kg/h	1,1 mcg/kg/h	1,2 mcg/kg/h	1,3 mcg/kg/h	1,4 mcg/kg/h
1	0,05	0,08	0,1	0,13	0,15	0,18	0,2	0,23	0,25	0,28	0,3	0,33	0,35
2	0,1	0,15	0,2	0,25	0,3	0,35	0,4	0,45	0,5	0,55	0,6	0,65	0,7
3	0,15	0,23	0,3	0,38	0,45	0,53	0,6	0,68	0,75	0,83	0,9	0,98	1,05
4	0,2	0,3	0,4	0,5	0,6	0,7	0,8	0,9	1	1,1	1,2	1,3	1,4
5	0,25	0,38	0,5	0,63	0,75	0,88	1	1,13	1,25	1,38	1,5	1,63	1,75
6	0,3	0,45	0,6	0,75	0,9	1,05	1,2	1,35	1,5	1,65	1,8	1,95	2,1
7	0,35	0,53	0,7	0,88	1,05	1,23	1,4	1,58	1,75	1,93	2,1	2,28	2,45
8	0,4	0,6	0,8	1	1,2	1,4	1,6	1,8	2	2,2	2,4	2,6	2,8
9	0,45	0,68	0,9	1,13	1,35	1,58	1,8	2,03	2,25	2,48	2,7	2,93	3,15
10	0,5	0,75	1	1,25	1,5	1,75	2	2,25	2,5	2,75	3	3,25	3,5
15	0,75	1,13	1,5	1,88	2,25	2,63	3	3,38	3,75	4,13	4,5	4,88	5,25
20	1	1,5	2	2,5	3	3,5	4	4,5	5	5,5	6	6,5	7
25	1,25	1,88	2,5	3,13	3,75	4,38	5	5,63	6,25	6,88	7,5	8,13	8,75
30	1,5	2,25	3	3,75	4,5	5,25	6	6,75	7,5	8,25	9	9,75	10,5
35	1,75	2,63	3,5	4,38	5,25	6,13	7	7,88	8,75	9,63	10,5	11,4	12,2
40	2	3	4	5	6	7	8	9	10	11	12	13	14
45	2,25	3,38	4,5	5,63	6,75	7,88	9	10,1	11,3	12,4	13,5	14,6	15,7
50	2,5	3,75	5	6,25	7,5	8,75	10	11,3	12,5	13,8	15	16,3	17,5
55	2,75	4,13	5,5	6,88	8,25	9,63	11	12,4	13,8	15,1	16,5	17,9	19,2
60	3	4,5	6	7,5	9	10,5	12	13,5	15	16,5	18	19,5	21
65	3,25	4,88	6,5	8,13	9,75	11,4	13	14,6	16,3	17,9	19,5	21,1	22,8
70	3,5	5,25	7	8,75	10,5	12,3	14	15,8	17,5	19,3	21	22,8	24,5

14.   DOBUTAMINA (Dobutamina EFG®):

DESCRIPCIÓN DEL FÁRMACO:

- *Agonista β adrenérgico sin acción dopaminérgica (estimulación receptores β1 y β2 en una relación 3:1).*
- *A dosis bajas induce vasodilatación arterial leve (aumenta el volumen sistólico por reducción de la postcarga). A dosis mayores produce vasoconstricción.*
- *Uso en shock cardiogénico y séptico sin hipotensión.*
- *La infusión prolongada (>24-48 horas) se asocia con tolerancia y pérdida parcial del efecto hemodinámico*
- *Efectos secundarios: taquicardia, arritmias, HTA, hipokalemia, palpitaciones, extrasístoles ventriculares, náuseas, cefalea, hipersensibilidad.*

PRESENTACIÓN:

Ampolla 250 mg/20 ml (concentración 12,5 mg/ml)

DOSIS:

2-20 µg/Kg/min.

Perfusión I.V. continua:

(500 mg en 250 cc SG5%) a 2-20 µg/Kg/min.

Tabla de Perfusión de DOBUTAMINA en ml/h de la perfusión de

Dilución de: 500 mg (=2 ampollas) en 250cc SG5% **concentración 2 mg/ml.**

Peso kg	2 mcg /kg/ min	3 mcg /kg/ min	4 mcg /kg/ min	5 mcg /kg/ min	6 mcg /kg/ min	7 mcg /kg/ min	8 mcg /kg/ min	9 mcg /kg/ min	10 mcg /kg/ min	12 mcg /kg/ min	15 mcg /kg/ min	18 mcg /kg/ min	20 mcg /kg/ min
1	0,06	0,09	0,12	0,15	0,18	0,21	0,24	0,27	0,3	0,36	0,45	0,54	0,6
2	0,12	0,18	0,24	0,3	0,36	0,42	0,48	0,54	0,6	0,72	0,9	1,08	1,2
3	0,18	0,27	0,36	0,45	0,54	0,63	0,72	0,81	0,9	1,08	1,35	1,62	1,8
4	0,24	0,36	0,48	0,6	0,72	0,84	0,96	1,08	1,2	1,44	1,8	2,16	2,4
5	0,3	0,45	0,6	0,75	0,9	1,05	1,2	1,35	1,5	1,8	2,25	2,7	3
6	0,36	0,54	0,72	0,9	1,08	1,26	1,44	1,62	1,8	2,16	2,7	3,24	3,6
7	0,42	0,63	0,84	1,05	1,26	1,47	1,68	1,89	2,1	2,52	3,15	3,78	4,2
8	0,48	0,72	0,96	1,2	1,44	1,68	1,92	2,16	2,4	2,88	3,6	4,32	4,8
9	0,54	0,81	1,08	1,35	1,62	1,89	2,16	2,43	2,7	3,24	4,05	4,86	5,4
10	0,6	0,9	1,2	1,5	1,8	2,1	2,4	2,7	3	3,6	4,5	5,4	6
15	0,9	1,35	1,8	2,25	2,7	3,15	3,6	4,05	4,5	5,4	6,75	8,1	9
20	1,2	1,8	2,4	3	3,6	4,2	4,8	5,4	6	7,2	9	10,8	12
25	1,5	2,25	3	3,75	4,5	5,25	6	6,75	7,5	9	11,2	13.5	15
30	1,8	2,7	3,6	4,5	5,4	6,3	7,2	8,1	9	10,8	13,5	16,2	18
35	2,1	3,15	4,2	5,25	6,3	7,35	8,4	9,45	10,5	12,6	15,7	18,9	21
40	2,4	3,6	4,8	6	7,2	8,4	9,6	10,8	12	14,4	18	21,6	24
45	2,7	4,05	5,4	6,75	8,1	9,45	10,8	12,1	13,5	16,2	20,2	24,3	27
50	3	4,5	6	7,5	9	10,5	12	13,5	15	18	22,5	27	30
55	3,3	4,95	6,6	8,25	9,9	11,5	13,2	14,8	16,5	19,8	24,7	29,7	33
60	3,6	5,4	7,2	9	10,8	12,6	14,4	16,2	18	21,6	27	32,4	36
65	3,9	5,85	7,8	9,75	11,7	13,6	15,6	17,5	19,5	23,4	29,2	35,1	39
70	4,2	6,3	8,4	10,5	12,6	14,7	16,8	18,9	21	25,2	31,5	37,8	42

15.   DOPAMINA (Dopamina EFG®)

DESCRIPCIÓN DEL FÁRMACO:

* *Catecolamina endógena y precursor de norepinefrina*
  * *Efecto dosis dependiente:*

  Dopa 2-4 μg/Kg/min: vasodilatación renal, esplácnico, coronario y cerebral.

  Beta: 5-10 μg/Kg/min: aumento contractilidad miocárdica y gasto cardiaco.

  Alpha: 11-20 μg/Kg/min: aumento Resistencia vascular periférica.

* *Efectos secundarios: disminuye secreción de aldosterona, inhibe secreción de TSH, aumenta shunt intrapulmonar, vasoconstricción pulmonar, taquiarritmias e isquemia miocárdica, cefaleas.*

PRESENTACIÓN:

Ampolla 200 mg/5ml (concentración 40 mg/ml)

DOSIS:

Perfusión i.v. continua:

(200 mg en 100 cc SG5%; concentración de 2 mg/ml]) a 2-20 μg/Kg/min.

Tabla de Perfusión de Dopamina en ml/h. de la perfusión de

Dilución de: 200 mgr (= 1 ampolla) en 100cc SG5% **con concentración 2mg/ml.**

Peso kg	2 mcg/kg/min	3 mcg/kg/min	4 mcg/kg/min	5 mcg/kg/min	6 mcg/kg/min	7 mcg/kg/min	8 mcg/kg/min	9 mcg/kg/min	10 mcg/kg/min	12 mcg/kg/min	15 mcg/kg/min	18 mcg/kg/min	20 mcg/kg/min
1	0,06	0,09	0,12	0,15	0,18	0,21	0,24	0,27	0,3	0,36	0,45	0,54	0,6
2	0,12	0,18	0,24	0,3	0,36	0,42	0,48	0,54	0,6	0,72	0,9	1,08	1,2
3	0,18	0,27	0,36	0,45	0,54	0,63	0,72	0,81	0,9	1,08	1,35	1,62	1,8
4	0,24	0,36	0,48	0,6	0,72	0,84	0,96	1,08	1,2	1,44	1,8	2,16	2,4
5	0,3	0,45	0,6	0,75	0,9	1,05	1,2	1,35	1,5	1,8	2,25	2,7	3
6	0,36	0,54	0,72	0,9	1,08	1,26	1,44	1,62	1,8	2,16	2,7	3,24	3,6
7	0,42	0,63	0,84	1,05	1,26	1,47	1,68	1,89	2,1	2,52	3,15	3,78	4,2
8	0,48	0,72	0,96	1,2	1,44	1,68	1,92	2,16	2,4	2,88	3,6	4,32	4,8
9	0,54	0,81	1,08	1,35	1,62	1,89	2,16	2,43	2,7	3,24	4,05	4,86	5,4
10	0,6	0,9	1,2	1,5	1,8	2,1	2,4	2,7	3	3,6	4,5	5,4	6
15	0,9	1,35	1,8	2,25	2,7	3,15	3,6	4,05	4,5	5,4	6,75	8,1	9
20	1,2	1,8	2,4	3	3,6	4,2	4,8	5,4	6	7,2	9	10,8	12
25	1,5	2,25	3	3,75	4,5	5,25	6	6,75	7,5	9	11,2	13,5	15
30	1,8	2,7	3,6	4,5	5,4	6,3	7,2	8,1	9	10,8	13,5	16,2	18
35	2,1	3,15	4,2	5,25	6,3	7,35	8,4	9,45	10,5	12,6	15,7	18,9	21
40	2,4	3,6	4,8	6	7,2	8,4	9,6	10,8	12	14,4	18	21,6	24
45	2,7	4,05	5,4	6,75	8,1	9,45	10,8	12,1	13,5	16,2	20,2	24,3	27
50	3	4,5	6	7,5	9	10,5	12	13,5	15	18	22,5	27	30
55	3,3	4,95	6,6	8,25	9,9	11,5	13,2	14,8	16,5	19,8	24,7	29,7	33
60	3,6	5,4	7,2	9	10,8	12,6	14,4	16,2	18	21,6	27	32,4	36
65	3,9	5,85	7,8	9,75	11,7	13,6	15,6	17,5	19,5	23,4	29,2	35,1	39
70	4,2	6,3	8,4	10,5	12,6	14,7	16,8	18,9	21	25,2	31,5	37,8	42

16.   ENOXAPARINA SC (Clexane®):

DESCRIPCIÓN DEL FÁRMACO:

- Heparina de bajo peso molecular.

PRESENTACIÓN:

- Ampollas de 20 y 40 mg (concentración 0,1ml=10 mg).
- Jeringas precargadas de 20, 40, 60, 80, 100, 120 y 150 mg.

DOSIS:

A   *TRATAMIENTO ANTICOAGULANTE:*

CLEXANE ANTICOAGULANTE	Dosis	Vía sc
< 1 mes.	1,5 – 2 mg /kg / 12 horas	Dos veces al día sc
1-2 meses de vida.	1,5 mg /kg / 12 horas	Dos veces al día sc
>2 meses.	1 mg /kg / 12 horas	Dos veces al día sc

B   PROFILAXIS ANTITROMBÓTICA:

CLEXANE PROFILAXIS antitrombótica	Dosis	Vía sc
< 2 mes	0,75 mg /kg / 12 horas	Dos veces al día sc
>2 meses de vida.	0,5 mg /kg / 12 horas	Dos veces al día sc
*si peso > 40 kg	40 mg cada 24 horas	Una vez al día sc.

17.   ESMOLOL (Brevibloc®)

DESCRIPCIÓN DEL FÁRMACO:

- *B-bloqueante cardioselectivo a dosis bajas. No datos en su uso > 24 horas.*
- *De Vm muy corta (9 minutos). Ventaja si aparición de efectos secundarios.*
- *Indicaciones: taquicardias supraventriculares (Fibrilación Auricular, flutter auricular y taquicardia sinusal), taquicardia e HTA aparecidas durante el perioperatorio.*
- *Efectos secundarios: más significativos la hipotensión, sudoración y mareos; menos frecuentes: bradicardia, ICC y EAP, cansancio, mareo, nerviosismo, hiper/hipoglucemia, broncoespasmo, fenómeno de Raynaud.*
- *Contraindicaciones: BAV de 2º y 3º grado, bradicardia extrema, shock cardiogénico, asma.*

PRESENTACIÓN:

- Bolsa para infusión 2,5 mg/250 ml (concentración 10 mg/ml).
- Vial 100 mg/10 ml (concentración 10 mg/ml).

DOSIS:

- *HTA perioperatoria:* dosis inicial: 1 mg/Kg inyección I.V. en 30 segundos. Dosis mantenimiento: 150 µg/Kg/min con incrementos hasta dosis de 300 µg/Kg/min.

- **TAQUICARDIA SUPRAVENTRICULAR (TSV):** dosis de carga: 0,5 mg/Kg del vial I.V. directo, o bien 500 µg/Kg/min durante 1 minuto. Dosis de mantenimiento: 50 µg/Kg/min durante 4 minutos. A partir de aquí:
    i. Si hay respuesta continuar dosis mantenimiento.
    ii. Si no hay respuesta repetir dosis de carga (0.5 mg/kg del vial de 10 mg/ml o perfusión 500 µg/Kg/min durante 1 minuto) y perfusión continua de 100 µg/Kg/min en 4 minutos; si no respuesta repetir dosis de carga aumentando la dosis de mantenimiento en escalones de 50 µg/Kg/min en cada secuencia sin sobrepasar los 200 µg/Kg/min hasta obtener el efecto deseado. Una vez que se obtengan la TA y FC deseadas, mantener sólo la perfusión de la dosis mantenimiento eficaz 50 a 200 µg/kg/min.

<u>Dosis de carga:</u> administrar del vial de 100 mg/10 ml [10 mg/ml] las siguientes dosis ajustadas a peso:

Tabla de dosis de carga de ESMOLOL en mg/kg y ml de concentración de 10mg/ml.				
Peso (kg)	0.5 mg/kg	ml de ampollas a 0,5 mg/kg.	1 mg/kg	ml de ampollas a 1 mg/kg.
1	0,5	0,05	1	0,1
2	1	0,1	2	0,2
3	1,5	0,15	3	0,3
4	2	0,2	4	0,4
5	2,5	0,25	5	0,5
6	3	0,3	6	0,6
7	3,5	0,35	7	0,7
8	4	0,4	8	0,8
9	4,5	0,45	9	0,9
10	5	0,5	10	1
15	7,5	0,75	15	1,5
20	10	1	20	2
25	12,5	1,25	25	2,5
30	15	1,5	30	3
35	17,5	1,75	35	3,5
40	20	2	40	4
45	22,5	2,25	45	4,5
50	25	2,5	50	5
55	27,5	2,75	55	5,5
60	30	3	60	6
65	32,5	3,25	65	6,5
70	35	3,5	70	7

Perfusión continua: bolsa para infusión de 2,5 gr/250 ml [10 mg/ml], dosis de 50-500 mcg/kg/min.

Tabla de perfusión continua de ESMOLOL en ml/h
bolsa ya preparada para infusión de 2,5 gr/250 ml.
en concentración de dilución 10mg/ml.

Peso (kg)	50 mcg /kg/ min	100 mcg /kg/ min	150 mcg /kg/ min	200 mcg /kg/ min	250 mcg /kg/ min	300 mcg /kg/ min	350 mcg /kg/ min	400 mcg /kg/ min	450 mcg /kg/ min	500 mcg /kg/ min
1	0,3	0,6	0,9	1,2	1,5	1,8	2,1	2,4	2,7	3
2	0,6	1,2	1,8	2,4	3	3,6	4,2	4,8	5,4	6
3	0,9	1,8	2,7	3,6	4,5	5,4	6,3	7,2	8,1	9
4	1,2	2,4	3,6	4,8	6	7,2	8,4	9,6	10,8	12
5	1,5	3	4,5	6	7,5	9	10,5	12	13,5	15
6	1,8	3,6	5,4	7,2	9	10,8	12,6	14,4	16,2	18
7	2,1	4,2	6,3	8,4	10,5	12,6	14,7	16,8	18,9	21
8	2,4	4,8	7,2	9,6	12	14,4	16,8	19,2	21,6	24
9	2,7	5,4	8,1	10,8	13,5	16,2	18,9	21,6	24,3	27
10	3	6	9	12	15	18	21	24	27	30
15	4,5	9	13,5	18	22,5	27	31,5	36	40,5	45
20	6	12	18	24	30	36	42	48	54	60
25	7,5	15	22,5	30	37,5	45	52,5	60	67,5	75
30	9	18	27	36	45	54	63	72	81	90
35	10,5	21	31,5	42	52,5	63	73,5	84	94,5	105
40	12	24	36	48	60	72	84	96	108	120
45	13,5	27	40,5	54	67,5	81	94,5	108	121,5	135
50	15	30	45	60	75	90	105	120	135	150
55	16,5	33	49,5	66	82,5	99	115,5	132	148,5	165
60	18	36	54	72	90	108	126	144	162	180
65	19,5	39	58,5	78	97,5	117	136,5	156	175,5	195
70	21	42	63	84	105	126	147	168	189	210

18. ETANOL, ALCOHOL ETÍLICO, ETANOL AL 10%.

DESCRIPCIÓN DEL FÁRMACO:

- *Indicado en la intoxicación por metanol o etilenglicol.*
- *Efectos secundarios: taquicardia, hipertensión o hipotensión arterial, hipotermia, ataxia, hipotonía, disartria, letargia, sedación, coma, náuseas, diarrea, depresión respiratoria.*

PRESENTACIÓN FARMACÉUTICA DE DILUCIÓN:

Concentración hasta el 5-10% con SG al 5%.

DOSIS:

Vía oral:
bolus: Bolo de 0,8-1ml/kg diluido en zumo al 20%.
mantenimiento: 0,1 ml/kg/h de etanol diluido en zumo al 20%.

Vía IV:
Bolus de carga:
10 ml/kg/h de etanol al 10% en SG 5% a pasar en una hora.
mantenimiento:
0,8-1ml/ kg/ h de etanol al 10%.

19.   ETOMIDATO (Hypnomidate®):

DESCRIPCIÓN DEL FÁRMACO:

- *Hipnótico sin acción analgésica usado como inductor de anestesia.*
- *De elección en pacientes de alto riesgo cardiovascular (a dosis habituales no suele producir depresión respiratoria ni cardiovascular).*
- *Rápida inducción del sueño, duración 4-5 min (vida media ultracorta).*
- *PREMEDICAR con 2 a 5 mg de Midazolam para evitar trismus y mioclonías.*
- *Se puede prolongar la acción hipnótica con dosis I.V. complementarias de 0,1 a 0,2 mg/Kg.*
- *Metabolismo hepático, reducir dosis en caso de insuficiencia hepática.*
- *Contraindicado en inmunosupresión, sepsis o trasplante (efectos sobre función suprarrenal).*
- *Produce reducción de la PIC (uso en bolo en casos de HTIC).*
- *Efectos secundarios: mioclonías, insuficiencia suprarrenal, náuseas, vómitos, irritación venosa y dolor en zona de inyección, tos, hipo, escalofríos.*

PRESENTACIÓN:

Ampolla 20 mg/10 ml (2 mg/ml)

DOSIS:

Inducción IOT y bolus: 0,15 a 0,30 mg/Kg (administrar lentamente).

Tabla de Dosis de ETOMIDATO EN BOLUS en mg y ml de las ampollas a 2mg/ml.				
Peso (kg)	**0,15 mg/kg**	**ml de las ampollas a 2mg/ml.**	**0,3 mg/kg**	**ml de las ampollas a 2mg/ml.**
1	0,15	0,075	0,3	0,15
2	0,3	0,15	0,6	0,3
3	0,45	0,22	0,9	0,45
4	0,6	0,3	1,2	0,6
5	0,75	0,375	1,5	0,75
6	0,9	0,45	1,8	0,9
7	1,05	0,525	2,1	1,05
8	1,2	0,6	2,4	1,2
9	1,35	0,675	2,7	1,35
10	1,5	0,75	3	1,5
15	2,25	1,125	4,5	2,25
20	3	1,5	6	3
25	3,75	1,875	7,5	3,75
30	4,5	2,25	9	4,5
35	5,25	2,625	10,5	5,25 (cuarto de ampolla)
40	6	3	12	6
45	6,75	3,375	13,5	6,75
50	7,5	3,75	15	7,5
55	8,25	4,125	16,5	8,25
60	9	4,5	18	9
65	9,75	4,875	19,5	9,75
70	10,5	5,25 (un cuarto de ampolla)	21	10,5 (media ampolla)

Perfusión continua:

No se recomienda por su acción supresora del eje suprarrenal. Se describen dosis de 5-7 µg/Kg/min.

20. FENITOÍNA (Difenilhidantoína):

DESCRIPCIÓN DEL FÁRMACO:

- *Uso en status epiléptico y prevención crisis en TCE y postquirúrgicos NCG.*
- *No dar como tratamiento inicial de la convulsión (tarda 30-60 minutos en actuar).*
- *Mecanismo acción: bloqueo de canales de Na^+ voltaje dependiente de neuronas.*
- *Metabolismo hepático.*
- *Monitorización de niveles plasmáticos: 10-20 µg/ml (> puede ser neurotóxica).*
- *Intoxicación: paradójico incremento de crisis comiciales*
- *Efectos secundarios: disartria, temblor, ataxia, somnolencia, hirsutismo, hipertrofia gingival, anemia megaloblástica, hepatitis tóxica, LES, eritema multiforme, discrasias sanguíneas (leucopenia, trombocitopenia, agranulocitosis, anemia aplásica), Síndrome Stevens-Johnson en población asiática.*
- *La infusión rápida I.V. puede provocar: hipotensión, depresión de la conducción auricular y ventricular (Antiarrítmico IB), shock, FV.*
- *Induce el metabolismo de: carbamazepina, ácido valproico, etosuximida, anticoagulantes, corticoides, ciclosporina. Puede inhibirse por alopurinol, Amiodarona, cimetidina, Imipramina, algunas sulfamidas*
- *Contraindicaciones: alergia al compuesto o hidantoínas, bloqueo AV, Síndrome de Stokes-Adams, bradicardia sinusal.*

- *Precipita si se administra con SG5%.*

PRESENTACIÓN:
a) ampolla 100 mg / 2 ml (50 mg/ml).
b) ampolla 250 mg / 5 ml (50 mg/ml).

DOSIS I.V. EN STATUS EPILÉPTICO:

Dosis de carga:

- ➤ 15 a 20 mg/Kg diluidos en SF 0.9% (en resto de sueros puede precipitar)
- ➤ con concentración máxima para la carga de 25 mg/ml de SF
- ➤ y administrar lentamente aproximadamente en 20 minutos.
- ➤ **Ritmo máximo de perfusión < 50 mg/min y en < ó = 10 kg a 30 mg/min.**
- ➤ Se puede repetir dosis en 30 minutos si necesario.
- ➤ Dosis máxima de ataque 1,5 gr/día (en obesos calcular según peso ideal).

Dosis De Carga De FENITOINA IV en mg y ml

Peso (kg)	Dosis 15 mg/kg. mg	Volumen Veloci-dad máxima de Dosis 15mg/kg	Dosis 18 mg/kg mg	Volumen Veloci-dad máxima de Dosis 18mg/kg	Dosis 20 mg/kg mg	Volumen Veloci-dad máxima de Dosis 20mg/kg
1	15	1cc 1 min	18	1cc 1 min	20	1cc 1 min
2	30	1,2 cc 1min	36	1,5 cc 2 min	40	1,6 cc 2 min
3	45	1,8 cc 2 min	54	2,2 cc 2 min	60	2,4 cc 2 min
4	60	2,4 cc 2 min	72	2,9 cc 3 min	80	3,2 cc 3 min
5	75	3 cc 3 min	90	3,6 cc 3 min	100	4 cc 4 min
6	90	3,6 cc 3 min	108	4,3 cc 4 min	120	4,8 cc 4 min
7	105	4,2 cc 4 min	126	5,1 cc 5 min	140	5,6 cc 5 min
8	120	4,8 cc 4 min	144	5,8 cc 5 min	160	6,4 cc 6 min
9	135	5,4 cc 5 min	162	6,5 cc 6 min	180	7,2 cc 7 min
10	150	6 cc 5 min	180	7,2 cc 7 min	200	8 cc 7 min
15	225	9 cc 5 min	270	11 cc 5 min	300	12 cc 6 min
20	300	12 cc 6 min	360	14,5 cc 8 min	400	16 cc 8 min
25	375	15 cc 8 min	450	18 cc 9 min	500	20 cc 10 min
30	450	18 cc 9 min	540	22 cc 11 min	600	24 cc 12 min
35	525	21 cc 11 min	630	26 cc 13 min	700	28 cc 14 min
40	600	24 cc 12 min	720	29 cc 15 min	800	32 cc 16 min
45	675	27 cc 14 min	810	32,5 cc 17 min	900	36 cc 18 min
50	750	30 cc 15 min	900	36 cc 18 min	1000	40 cc 20 min
55	825	33 cc 17 min	990	40 cc 20 min	1100	44 cc 22 min
60	900	36 cc 18 min	1080	44 cc 22 min	1200	48 cc 24 min
65	975	39 cc 20 min	1170	47 cc 24 min	1300	52 cc 26 min
70	1050	42 cc 21 min	1260	51 cc 26 min	1400	56 cc 28 min

<u>*Dosis mantenimiento:*</u>

<u>*Recién nacidos:*</u> 5- 8 mg/Kg/ día

<u>*Lactantes y niños:*</u> 4-7 mg/Kg/ día repartido en 2 dosis.

<u>*Adultos 5*</u>-10 mg/ día repartido en 3 dosis.

La dosis de mantenimiento se diluye en SF con concentración de 5mg/ml y se administra a velocidad superior a la máxima < 50 mg/min y en los < ó = 10 kg a ritmo de 30 mg/min.

Peso (kg)	4 mg/kg Mg totales día.	5 mg/kg Mg totales día	6 mg/kg Mg totales día	7 mg/kg Mg totales día	8 mg/kg Mg totales día	9 mg/kg Mg totales día	10 mg/kg Mg totales día
1	*	5	6	7	RN 8	*	*
2	*	10	12	14	RN 16	*	*
3	*	15	18	21	RN 24	*	*
4	16	20	24	28	RN 32	*	*
5	20	25	30	35	*	*	*
6	24	30	36	42	*	*	*
7	28	35	42	49	*	*	*
8	32	40	48	56	*	*	*
9	36	45	54	63	*	*	*
10	40	50	60	70	*	*	*
15	60	75	90	105	*	*	*
20	80	100	120	140	*	*	*
25	100	125	150	175	*	*	*
30	120	150	180	210	*	*	*
35	140	175	210	245	*	*	*
40	160	200	240	280	*	*	*
45	180	225	270	315	*	*	*
50	200	250	300	350	*	*	*
55	220	275	330	385	*	*	*
60	240	300	360	420	*	*	*
65	260	325	390	455	*	*	*
70	280	350	420	490	560	630	700
Adultos *	*	350 en tres dosis	420 en tres dosis	490 en tres dosis	560 en tres dosis	630 en tres dosis	700 en tres dosis

Dosis De MANTENIMIENTO De FENITOINA IV en *Mg totales día* a dosis de 4-10 mg/Kg

Tabla de dosis de mantenimiento de fenitoína en mg totales día (se recomienda dividir en dos dosis).

* se omiten las dosis de 4mg para los pesos de RN y las mayores de 7 mg para los lactantes y niños.
* se añade las dosis de adultos.

21.   FENTANILO (Fentanest®):

DESCRIPCIÓN DEL FÁRMACO:

- *Agonista opioide de vida media corta con dosis equivalente respecto a Cloruro mórfico (compuesto semisintético de 50 a 100 veces más potente que morfina).*
- *Más liposoluble que la morfina, con inicio de acción rápido (1-2 minutos).*
- *Uso como premedicación, inducción y mantenimiento de anestesia.*
- *Rápida redistribución con vida media corta (2-3 horas). Esta característica se pierde cuando se administra en perfusión continua (vida media corta de distribución, pero larga vida de eliminación).*
- *Produce más bradicardia que la morfina.*
- *De elección si RAM a Morfina o inestabilidad hemodinámica.*
- *A altas dosis puede disminuir la PIC.*
- *Metabolismo hepático (ajustar dosis en insuficiencia hepática), sin producción de metabolitos por lo que se puede usar en caso de insuficiencia renal.*
- *Existe parche transdérmico (Durogesic® µgr/hora): 12,5; 25; 50, 75; 100.*
- *Efectos secundarios: depresión respiratoria, estreñimiento, náuseas y vómitos, rigidez muscular, cefalea, somnolencia, dispepsia, sequedad bucal, retención urinaria, prurito.*

PRESENTACIÓN:

Ampolla 0,15 mg = 150 mcg/3 ml (concentración 50 mcg/ml)

DOSIS:

Administración puntual, bolos:
- habitualmente se puede dar de 1 a 3 mcg/Kg;
- repetir esta dosis a intervalos de 2-3 min hasta conseguir efecto deseado, sin superar los 3 mcg/kg.
- **Administrar el bolo de forma lenta en 3 min.**

Tabla de bolos IV de FENTANILO en mcg (ajustados a peso y dosis máxima a completar de 3 mcg/kg en la última columna).			
Peso (kg)	Dosis 1 mcg/kg	Dosis 2 mcg/kg	Dosis 3 mcg/kg
1	1	2	3
2	2	4	6
3	3	6	9
4	4	8	12
5	5	10	15
6	6	12	18
7	7	14	21
8	8	16	24
9	9	18	27
10	10	20	30
15	15	30	45
20	20	40	60
25	25	50	75
30	30	60	90
35	35	70	105
40	40	80	120
45	45	90	135
50	50	100	150
55	55	110	165
60	60	120	180
65	65	130	195
70	70	140	210

Perfusión continua:

- 1 ampollas 150 mcg en 47 cc SF 0,9%, concentración 3 mcg por ml.
- 2 ampollas 300 mcg en 44 cc SF 0,9%, concentración 6 mcg por ml.
- Dosis de 1 a 4 µg/Kg/h (máximo 5 µg/Kg/h)

Tabla de **PERFUSIÓN DE MANTENIMIENTO IV DE FENTANILO en ml/h.**				
Dilución de:150 mcg (=1 ampolla) en 47 cc de SF.				
Peso (kg)	**Dosis 1** mcg/kg/h	**Dosis 2** mcg/kg/h	**Dosis 3** mcg/kg/h	**Dosis 4** mcg/kg/h	**Dosis 5** mcg/kg/h
1	0,33	0,67	1	1,33	1,67
2	0,67	1,33	2	2,67	3,33
3	1	2	3	4	5
4	1,33	2,67	4	5,33	6,67
5	1,67	3,33	5	6,67	8,33
6	2	4	6	8	10
7	2,33	4,67	7	9,33	11,67
8	2,67	5,33	8	10,67	13,33
9	3	6	9	12	15
10	3,33	6,67	10	13,33	16,67
15	5	10	15	20	25
20	6,67	13,33	20	26,67	33,33
25	8,33	16,67	25	33,33	41,67
30	10	20	30	40	50
35	11,67	23,33	35	46,67	58,33
40	13,33	26,67	40	53,33	66,67
45	15	30	45	60	75
50	16,67	33,33	50	66,67	83,33
55	18,33	36,67	55	73,33	91,67
60	20	40	60	80	100
65	21,67	43,33	65	86,67	108,33
70	23,33	46,67	70	93,33	116,67

Tabla de PERFUSIÓN DE MANTENIMIENTO IV DE FENTA-NILO en ml/h.				
Dilución de: 300 mcg (= 2 ampollas) en 45 cc de SF.				
Peso (kg)	**Dosis 1 mcg/kg**	**Dosis 2 mcg/kg**	**Dosis 3 mcg/kg**	**Dosis 4 mcg/kg**	**Dosis 5 mcg/kg**
1	0,17	0,33	0,5	0,67	0,83
2	0,33	0,67	1	1,33	1,67
3	0,5	1	1,5	2	2,5
4	0,67	1,33	2	2,67	3,33
5	0,83	1,67	2,5	3,33	4,17
6	1	2	3	4	5
7	1,17	2,33	3,5	4,67	5,83
8	1,33	2,67	4	5,33	6,67
9	1,5	3	4,5	6	7,5
10	1,67	3,33	5	6,67	8,33
15	2,5	5	7,5	10	12,5
20	3,33	6,67	10	13,33	16,67
25	4,17	8,33	12,5	16,67	20,83
30	5	10	15	20	25
35	5,83	11,67	17,5	23,33	29,17
40	6,67	13,33	20	26,67	33,33
45	7,5	15	22,5	30	37,5
50	8,33	16,67	25	33,33	41,67
55	9,17	18,33	27,5	36,67	45,83
60	10	20	30	40	50
65	10,83	21,67	32,5	43,33	54,17
70	11,67	23,33	35	46,67	58,33

22. FLECAINIDA:

DESCRIPCIÓN DEL FÁRMACO:

- *Antiarrítmico de clase IC similar a la propafenona.*
- *Aunque presenta poso efectos adversos no cardiacos, puede aumentar la mortalidad si hay isquemia miocárdica previa.*
- *Indicaciones: Arritmias supraventriculares en pacientes sin cardiopatía de base. En Arritmias ventriculares y extrasistolia, incluso en taquicardia ventricular no sostenida sintomática cuando otros antiarrítmicos no son eficaces o no se toleran y en taquicardia ventricular sostenida.*
- *Contraindicaciones: Bloqueo A-V, bloqueo de rama derecha asociado a hemibloqueo izquierdo, Enfermedad del seno, Shock cardiogénico, IAM reciente, FA de larga evolución, Valvulopatías significativas.*
- *Efectos secundarios: temblores, agitación, leucopenia, trombocitopenia, ictericia, mareos, visión borrosa, cefalea y náuseas.*

PRESENTACIÓN:
- comprimidos de 100 mgr.
- ampolla de 15 ml, con concentración de 10mg/ml.

DOSIS:
Oral**:** 100-200 mg/m2 de Superficie Corporal/ día, repartidos entre 2-3 dosis.
- Dosis de inicio (bolos I.V.): 2 mg/kg/día administrados en 10-30 minutos, máximo 150 mg.
- No diluir en SF, *dilución en SG5% hasta concentración de 0,5-2 mg/ml.*

Tabla de bolos de FLECAINIDA en mg Dosis de inicio 2 mg/kg/día administrados en 10-30 minutos	
Peso (kg)	**Dosis 2 mg/kg**
1	2
2	4
3	6
4	8
5	10
6	12
7	14
8	16
9	18
10	20
15	30
20	40
25	50
30	60
35	70
40	80
45	90
50	100
55	110
60	120
65	130
70	140

Perfusión I.V. continua de mantenimiento en las primeras 24 horas: *100-250 mcg/kg/h durante 24 horas. Diluid una ampolla de 10 ml con 150 mg en 100 cc de SG5%, concentración 1,5 mg= 1500 mcg/ml.*

Tabla de perfusión de mantenimiento de FLECAINIDA durante 24 horas, dosis mínima de 100mcg/kg/h y dosis máxima de 250 mcg/kg/h.		
perfusión de 150 mg (=una ampolla) en 100cc de SG5%. concentración de 1500mcg/ml.		
Peso (kg)	Dosis 100 mcg/kg/h Ml/h de la perfusión	Dosis 250 mcg/kg/h
1	0,067	0,167
2	0,133	0,333
3	0,2	0,5
4	0,267	0,667
5	0,333	0,833
6	0,4	1
7	0,467	1,167
8	0,533	1,333
9	0,6	1,5
10	0,667	1,667
15	1	2,5
20	1,333	3,333
25	1,667	4,167
30	2	5
35	2,333	5,833
40	2,667	6,667
45	3	7,5
50	3,333	8,333
55	3,667	9,167
60	4	10
65	4,333	10,833
70	4,667	11,667

23. FLUIDOS.

TIPOS DE FLUIDOS IV Y SUS CARACTERÍSTICAS:

Componente	Na+ (mEq/L)	K (mEq/L)	CL (mEq/L)	Ca2+ (mmol/L)	Mg2+ (mmol/L)	Lactato (mEq/L)	Glucosa (g/L)	Osmolaridad (mOSm/L)	Kcal/L
Plasma	135-145	3,5-3,5	95-105	2,2-2,6	0,8-1,2	0,5-1		275-295	
SF ClNa 0,9%	154		154					308	
Salino 0,45%	76,5		76,5					153	
Glucosa al 5%							50	277	200
Glucosa al 10%							100	555	400
Glucosalino 1/3	51,3		51,3				33	286	132
Glucosalino 1/5	30,8		30,8				47	320	188
Ringer solución	147	4	157	6				311	
Ringer lactato	130	4	110	3		27		274	
Solución de Hartman	131	5	111	2				278	
Benelyte	140	4	118	1			10	351	
Optilyte	141	5	109	2				295	
Plasmalyte	140	5	98	0	1,5			295	
SterofundinISO	145	4	127	2,5				309	
Venolyte	137	4	110	0	1,5			285,5	

Sobrecarga de fluidoterapia: 10-20 ml/kg de peso		
Peso (kg)	Dosis 10 ml/kg	Dosis 20 ml/kg
1	10 ml	20 ml
2	20 ml	40 ml
3	30 ml	60 ml
4	40 ml	80 ml
5	50 ml	100 ml
6	60 ml	120 ml
7	70 ml	140 ml
8	80 ml	160 ml
9	90 ml	180 ml
10	100 ml	200 ml
15	150 ml	300 ml
20	200 ml	400 ml
25	250 ml	500 ml
30	300 ml	600 ml
35	350 ml	700 ml
40	400 ml	800 ml
45	450 ml	900 ml
50	500 ml	1000 ml
55	550 ml	1100 ml
60	600 ml	1200 ml
65	650 ml	1300 ml
70	700 ml	1400 ml

Requerimientos de fluidos en niños basales:

Los requerimientos en niños pueden calcularse según superficie corporal o según peso:

1.- según superficie corporal:

para niños > 10kg: 1500-2000 ml/ m2 de SC/ día.

2.- Según peso corporal, Fórmula de Holliday-Segar:

Menores de 10 kg:

100ml/kg/día.

De 11 a 20 kg:

1000 ml + 50ml/kg/día, por cada Kg que sobrepase de 10kg.

Más de 20 kg:

1500 ml + 20ml/kg/día, por cada Kg que sobrepase de 20kg.

Tabla de requerimientos basales de fluidos, según peso y ajustes al 70%.		
Peso (kg)	**Fórmula de Holliday-Segar ml/día**	**70% de restricción hídrica al ingreso.***
1	100 ml	70 ml
2	200 ml	140 ml
3	300 ml	210 ml
4	400 ml	280 ml
5	500 ml	350 ml
6	600 ml	420 ml
7	700 ml	490 ml
8	800 ml	560 ml
9	900 ml	630 ml
10	1000 ml	700 ml
15	1250 ml	875 ml
20	1500 ml	1050 ml
25	1600 ml	1120 ml
30	1700 ml	1190 ml
35	1800 ml	1260 ml
40	1900 ml	1330 ml
45	2000 ml	1400 ml
50	2100 ml	1470 ml
55	2200 ml	1540 ml
60	2300 ml	1610 ml
65	2400 ml	1680 ml
70	2500 ml	1750 ml.

*La restricción hídrica al ingreso del 70% favorece el control del SIADH y del Sd. de permeabilidad capilar presente en el niño crítico, salvo en situaciones de inestabilidad hemodinámica y cuadros de deshidratación.

LOS REQUERIMIENTOS BASALES DE ELECTROLITOS SON:		
ION	*mEq/kg/día*	*mEq/m2/día*
Na	*3-4 mEq/kg/día*	*30-50 mEq/m2/día*
K	*2-3 mEq/kg/día*	*20-40 mEq/m2/día.*

24.   FLUMAZENILO (Anexate®):

DESCRIPCIÓN DEL FÁRMACO:

- *Antagonista de los receptores de benzodiazepinas usado como antídoto. Revierte el efecto hipnótico y sobre el aparato respiratorio (depresión respiratoria).*
- *Administrar I.V. en una vena gruesa inyectando "en Y" con suero a ritmo alto para atenuar flebitis.*
- *Se elimina más rápidamente que BZD por lo que puede reaparecer sedación tras dosis inicial.*
- *Efectos secundarios: agitación, ansiedad, palpitaciones en infusión rápida, convulsiones, bradicardia-taquicardia, HTA, náuseas y vómitos, visión borrosa, dolor en punto de inyección.*

PRESENTACIÓN:

Ampolla de 5 ml y 10 ml (con concentración 0,1 mg/ml = 100 µg/ml).

(También descrita ampolla 1 mg/10 ml).

DOSIS:

Dosis de inicio (bolos i.v.):

- ☐ Inicialmente bolos de 0,01-0,02 mg/kg (bolo máximo 0,2 mg)
  Repetir el bolo cada minuto hasta 0,05 mg/kg o 1 mg / total.

Explicamos que dos ampollas de las 5 ml (0,5 mg=5ml) las dos ampollas son 10 ml y que las ampollas de 10 ml tienen 1mg. Ó máximo una ampolla de 1 mg de 10 ml.

Tabla de bolos de FLUMAZENILO-anexate en mg ajustadas a peso y dosis máxima a administrar.			
Peso (kg)	Bolo a dosis de 0,01 mg/kg	Bolo a dosis de 0,02 mg/kg	Dosis máxima total de bolos. 0,05 mg/kg
1	0,01 mg	0,02 mg	0,05 mg
2	0,02 mg	0,04 mg	0,1 mg
3	0,03 mg	0,06 mg	0,15 mg
4	0,04 mg	0,08 mg	0,2 mg
5	0,05 mg	0,1 mg	0,25 mg
6	0,06 mg	0,12 mg	0,3 mg
7	0,07 mg	0,14 mg	0,35 mg
8	0,08 mg	0,16 mg	0,4 mg
9	0,09 mg	0,18 mg	0,45 mg
10	0,1 mg	0,2 mg	0,5 mg
15	0,15 mg	0,3 mg	0,75 mg
20	0,2 mg	0,4 mg	1 mg*
25	0,25 mg	0,5 mg	1 mg*
30	0,3 mg	0,6 mg	1 mg*
35	0,35 mg	0,7 mg	1 mg*
40	0,4 mg	0,8 mg	1 mg*
45	0,45 mg	0,9 mg	1 mg*
50	0,5 mg	1 mg	1 mg*
55	0,55 mg	1 mg*	1 mg*
60	0,6 mg	1 mg*	1 mg*
65	0,65 mg	1 mg*	1 mg*
70	0,7 mg	1 mg*	1 mg*
adulto	0,7mg	1,4 mg	2 mg*

*la dosis calculada por kg de peso supera la dosis máxima de 0,05 mg/kg en los pesos menores, ó en los pesos mayores el total de 1mg, así se indica en tabla la dosis máxima.

Como máximo-Explicamos que dos ampollas de las de 5 ml (0,5 mg=5ml) las dos ampollas son 10 ml y que las ampollas de 10 ml tienen 1mg.

Ó máximo una ampolla de 1 mg de 10 ml.

Para adultos: podemos llegar hasta los 2mg de máximo ó dos ampollas de 10 ml.

☐ Otra forma de administración: 4 µg/Kg (mcg = µg), pudiéndose repetir cada 60 segundos hasta máximo de 25 µg/Kg.
Ampollas sin diluir con concentración 0,1 mg/ml = 100 µg/ml.

Tabla de BOLOS DE FLUMAZENILO-ANEXATE en mcg ajustadas a peso y dosis máxima a administrar y ml de la ampolla sin diluir:

Peso (kg)	Bolos a 4 mcg/Kg Repetir cada minuto	Bolo a 4 mcg/Kg en ml de ampolla	hasta 25 mcg/Kg. Dosis máxima para peso	Dosis máxima para peso en ml de ampolla
1	4	0,04 ml	25	0,25 ml
2	8	0,08 ml	50	0,5 ml
3	12	0,12 ml	75	0,75 ml
4	16	0,16 ml	100	1ml
5	20	0,2 ml	125	1,25 ml
6	24	0,24 ml	150	1,25 ml
7	28	0,28 ml	175	1,75 ml
8	32	0,32 ml	200	2 ml
9	36	0,36 ml	225	2,25 ml
10	40	0,4 ml	250	2,5 ml
15	60	0,6 ml	375	3,75 ml
20	80	0,8 ml	500	5 ml
25	100	1 ml	625	6,26 ml
30	120	1,2 ml	750	7,5 ml
35	140	1,4 ml	875 µg	8,75 ml
40	160	1,6 ml	1000 máximo	10 ml máximo
45	180	1,8 ml	1000 máximo	10 ml máximo
50	200	2 ml	1000 máximo	10 ml máximo
55	220	2,2 ml	1000 máximo	10 ml máximo
60	240	2,4 ml	1000 máximo	10 ml máximo
65	260	2,6 ml	1000 máximo	10 ml máximo
70	280	2,8 ml	1000 máximo	10 ml máximo
adulto	280	2,8 ml	1750 Máximo 2mg=2000µg	20 ml máximo

(En adulto de unos 70 kg equivale de 0,25 hasta 2 mg, o lo que es igual, desde 1/2 ampolla y *podemos llegar hasta los 2 mg de máximo ó dos ampollas de 10 ml.*

Si recaída, ó perfusión I.V. continua:

Diluir con SF ó SG 5% hasta 0,05 mg/ml y no sobrepasar una velocidad de 0,2 mg/min.

Recomendamos perfusión de 1 mg (2 ampollas de 5 ml ó una ampolla de 10 ml) en 100 cc de SF 0,9% o SG5%), concentración de 0,01 mg/ml, 10 µg/ml.

Dosis de 2 a 10 µg/Kg/h. Mantener unas 6 horas.

Tabla de perfusión continua IV de FLUMAZENILO en ml/h para dosis de 2-10 µg/Kg/h								
de la dilución 1 mg en 100 cc de SF 0,9% o SG5%. Concentración: de 0,01 mg/ml, 10 µg/ml.								
Peso (kg)	2 µg/Kg/h	3 µg/Kg/h	4 µg/Kg/h	5 µg/Kg/h	6 µg/Kg/h	7 µg/Kg/h	8 µg/Kg/h	9 µg/Kg/h	10 µg/Kg/h
1	0,2	0,3	0,4	0,5	0,6	0,7	0,8	0,9	1
2	0,4	0,6	0,8	1	1,2	1,4	1,6	1,8	2
3	0,6	0,9	1,2	1,5	1,8	2,1	2,4	2,7	3
4	0,8	1,2	1,6	2	2,4	2,8	3,2	3,6	4
5	1	1,5	2	2,5	3	3,5	4	4,5	5
6	1,2	1,8	2,4	3	3,6	4,2	4,8	5,4	6
7	1,4	2,1	2,8	3,5	4,2	4,9	5,6	6,3	7
8	1,6	2,4	3,2	4	4,8	5,6	6,4	7,2	8
9	1,8	2,7	3,6	4,5	5,4	6,3	7,2	8,1	9
10	2	3	4	5	6	7	8	9	10
15	3	4.5	6	7,5	9	10,5	12	13,5	15
20	4	6	8	10	12	14	16	18	20
25	5	7,5	10	12.5	15	17,5	20	22,5	25
30	6	9	12	15	18	21	24	27	30
35	7	10,5	14	17,5	21	24,5	28	31,5	35
40	8	12	16	20	24	28	32	36	40
45	9	13,5	18	22,5	27	31,5	36	40,5	45
50	10	15	20	25	30	35	40	45	50
55	11	16,5	22	27,5	33	38,5	44	49,5	55
60	12	18	24	30	36	42	48	54	60
65	13	19,5	26	32,5	39	45,5	52	58,5	65
70	14	21	28	35	42	49	56	63	70

Otra dilución perfusión I.V. continua:

5 mg en 100 cc de SF 0,9% o SG5%; 5 mg equivalente a 5 ampollas de 10 ml ó 10 ampollas de 5 ml). Mantener unas 6 horas.

Tabla de perfusión CONTÍNUA IV DE FLUMAZENILO en ml/h para dosis de 2-10 µg/Kg/h.								
de la dilución: 5 mg en 100 cc de SF 0,9% o SG5%. **Concentración:** de 0,05 mg/ml, 50 µg/ml.								
Peso (kg)	2 µg/Kg/h	3 µg/Kg/h	4 µg/Kg/h	5 µg/Kg/h	6 µg/Kg/h	7 µg/Kg/h	8 µg/Kg/h	9 µg/Kg/h	10 µg/Kg/h
1	0,04	0,06	0,08	0,1	0,12	0,14	0,16	0,18	0,2
2	0,08	0,12	0,16	0,2	0,24	0,28	0,32	0,36	0,4
3	0,12	0,18	0,24	0,3	0,36	0,42	0,48	0,54	0,6
4	0,16	0,24	0,32	0,4	0,48	0,56	0,64	0,72	0,8
5	0,2	0,3	0,4	0,5	0,6	0,7	0,8	0,9	1
6	0,24	0,36	0,48	0,6	0,72	0,84	0,96	1,08	1,2
7	0,28	0,42	0,56	0,7	0,84	0,98	1,12	1,26	1,4
8	0,32	0,48	0,64	0,8	0,96	1,12	1,28	1,44	1,6
9	0,36	0,54	0,72	0,9	1,08	1,26	1,44	1,62	1,8
10	0,4	0,6	0,8	1	1,2	1,4	1,6	1,8	2
15	0,6	0,9	1,2	1,5	1,8	2,1	2,4	2,7	3
20	0,8	1,2	1,6	2	2,4	2,8	3,2	3,6	4
25	1	1,5	2	2,5	3	3,5	4	4,5	5
30	1,2	1,8	2,4	3	3,6	4,2	4,8	5,4	6
35	1,4	2,1	2,8	3,5	4,2	4,9	5,6	6,3	7
40	1,6	2,4	3,2	4	4,8	5,6	6,4	7,2	8
45	1,8	2,7	3,6	4,5	5,4	6,3	7,2	8,1	9
50	2	3	4	5	6	7	8	9	10
55	2,2	3,3	4,4	5,5	6,6	7,7	8,8	9,9	11
60	2,4	3,6	4,8	6	7,2	8,4	9,6	10,8	12
65	2,6	3,9	5,2	6,5	7,8	9,1	10,4	11,7	13
70	2,8	4,2	5,6	7	8,4	9,8	11,2	12	14

25.   FOSFATO:

DESCRIPCIÓN DEL FÁRMACO:

- *Tratamiento de la hipofosfatemia grave.*
- *Considerar su tratamiento en la hipopotasemia grave.*
- *Efectos secundarios: calcificaciones, hipotensión, hipocalcemia, alteraciones digestivas, diarrea sólo en la vía oral, hipernatremia y edemas.*

PRESENTACIÓN:

ampollas de 10 ml de

- ➤ Fosfato monosódico 1M (con concentración 10 mEq en 10ml).
- ➤ Fosfato monopotásico 1M (con concentración 10 mEq de P y 10 mEq de K en 10ml); *es decir 5 mmol de P.*
- ➤ Fosfato dipotásico 1M (con concentración 10 mEq de P y 20 mEq de K en 10ml).

Equivalencias:

1mmol de P = 2 mEq = 31 mg de P elemento.

es decir cada ampolla de las anteriores contiene 5 mmol de P en los 10 ml.
Y cada ml de ampolla contiene 2 mmol de P.

DOSIS:

IV: bolo: de 1-2 mmol/kg/dosis en 6 horas.
½ ó 1 ml de ampolla/ kg/ cada 6 horas.
                   Ritmo máximo a 0,2 mmol/kg/h.

Mantenimiento IV:

de 0,4 - 1,4 mmol/kg/día IV.
Dosis máxima de 2 mmol/kg/día en niños con Nutrición Parenteral.

26. FUROSEMIDA.

DESCRIPCIÓN DEL FÁRMACO:

- *Diurético del asa clásico. Es el más experimentado.*
- *Útil sobre todo en pacientes con filtrado glomerular reducido.*
- *Efectos secundarios: parestesias, xantopsia (visión amarilla), inquietud, anemia, púrpura y rara vez anemia aplásica, urticaria, prurito, eritema multiforme, hipotensión, espasmos musculares, debilidad o nefrocalcinosis.*

PRESENTACIÓN:

viales de ampolla de 250 mg en 25 ml

y ampollas de 20 mg en 2 ml (con concentración 10 mg/ml)

 (los comprimidos para la administración oral son de 40 mg).

DOSIS:

RN: 1-2 mg/kg/ 12 horas vía oral ó IV.

Lactantes y niños:

        v.oral: 1-6 mg/kg/ día repartidos cada 4-12 horas.

        vía IV:

                bolo: 0,3- 5 mg/kg

                perfusión: 0,05- 4 mg/kg/h.

El bolo de furosemida debe realizarse a velocidad menor de 4mg/min.

Tabla de BOLOS DE FUROSEMIDA en mg ajustadas a peso según dosis *						
Peso (Kg)	0,3 mg/Kg	0,5 mg/Kg	1 mg/Kg	2 mg/Kg	3 mg/Kg	4 mg/Kg	5 mg/Kg
1	0,3	0,5	1	2	3	4	5
2	0,6	1	2	4	6	8	10
3	0,9	1,5	3	6	9	12	15
4	1,2	2	4	8	12	16	20
5	1,5	2,5	5	10	15	20	25
6	1,8	3	6	12	18	24	30
7	2,1	3,5	7	14	21	28	35
8	2,4	4	8	16	24	32	40
9	2,7	4,5	9	18	27	36	45
10	3	5	10	20	30	40	50
15	4,5	7,5	15	30	45	60	75
20	6	10	20	40	60	80	100
25	7,5	12,5	25	50	75	100	125
30	9	15	30	60	90	120	150
35	10,5	17,5	35	70	105	140	175
40	12	20	40	80	120	160	200
45	13,5	22,5	45	90	135	180	225
50	15	25	50	100	150	200	250
55	16,5	27,5	55	110	165	220	275
60	18	30	60	120	180	240	300
65	19,5	32,5	65	130	195	260	325
70	21	35	70	140	210	280	350

*a pesar de las cantidades calculadas, no se recomienda pasar en niños pequeños los 20mg, así como en adultos los 240 mg, sin riesgo de efectos adversos.

<u>perfusión I.V. continua</u>: 0,05- 4 mg/kg/h.

Diluir con SF ó SG 5% no superando la concentración de 10 mg/ml.

Recomendamos perfusión de 100 mg (5 ampollas de 20 mgr =10 ml en 100 cc de SF 0,9% o SG5%), concentración de 1 mg/ml.

Tabla de PERFUSIÓN CONTINUA IV DE FUROSEMIDA en ml/h para dosis de 0,05- 4 mg/Kg/h.

de la dilución con concentración 1mg/ml de SF 0,9% o SG5%

Peso (Kg)	0,05 mg/Kg/h	0,1 mg/Kg/h	0,25 mg/Kg/h	0,5 mg/Kg/h	1 mg/Kg/h	2 mg/Kg/h	3 mg/Kg/h	4 mg/Kg/h
1	0,05	0,1	0,25	0,5	1	2	3	4
2	0,1	0,2	0,5	1	2	4	6	8
3	0,15	0,3	0,75	1,5	3	6	9	12
4	0,2	0,4	1	2	4	8	12	16
5	0,25	0,5	1,25	2,5	5	10	15	20
6	0,3	0,6	1,5	3	6	12	18	24
7	0,35	0,7	1,75	3,5	7	14	21	28
8	0,4	0,8	2	4	8	16	24	32
9	0,45	0,9	2,25	4,5	9	18	27	36
10	0,5	1	2,5	5	10	20	30	40
15	0,75	1,5	3,75	7,5	15	30	45	60
20	1	2	5	10	20	40	60	80
25	1,25	2,5	6,25	12,5	25	50	75	100
30	1,5	3	7,5	15	30	60	90	120
35	1,75	3,5	8,75	17,5	35	70	105	140
40	2	4	10	20	40	80	120	160
45	2,25	4,5	11,25	22,5	45	90	135	180
50	2,5	5	12,5	25	50	100	150	200
55	2,75	5,5	13,75	27,5	55	110	165	220
60	3	6	15	30	60	120	180	240
65	3,25	6,5	16,25	32,5	65	130	195	260
70	3,5	7	17,5	35	70	140	210	280

27. GLUCOSA:

DESCRIPCIÓN DEL FÁRMACO:

- *Indicada de forma urgente en la hipoglucemia.*
- *Efectos secundarios: flebitis, diuresis osmótica.*

PRESENTACIÓN:

viales de R 33: de 10 ml contiene 3,3 gr; *(con concentración 0,1 mg/ml).*

viales R 50: de 20 ml contiene 10 gr; *(con concentración 0,1 mg/ml).*

Suero glucosado al 5%: contiene en 100 ml 5 gr; *(con concentración 0,1 mg/ml).*

Suero glucosado al 10%: contiene en 100 ml 10 gr; *(con concentración 0,1 mg/ml).*

DOSIS:

Hipoglucemia:

Bolo 0,25-1 g/kg. Máximo 25 gramos/dosis.
Perfusión: 8-12 mcg/kg/min.

Hiperpotasemia:
Infusión de 0.5-1 gr/kg iv más 0,1 UI de insulina/kg.

<u>Si utilizamos S. glucosado al 5% sería:</u>
 100 ml de SG5% por Kg de peso + peso /10 UI Insulina rápida.

<u>Si utilizamos SG10%:</u>

10 ml de SG10% por Kg de peso + peso /10 UI Insulina rápida.

28.   HALOPERIDOL (Haloperidol®)

DESCRIPCIÓN DEL FÁRMACO:

- *Neuroléptico de alta potencia antipsicótica.*
- *Menos sedante que la clorpromazina y frecuentes síntomas extrapiramidales.*
- *Pocos efectos anticolinérgicos y cardiotóxicos (de elección si patología cardiaca).*
- *Eventual riesgo de arritmias, monitorizar ECG/QTc.*
- *Efectos secundarios: síntomas extrapiramidales (distonía, discinesia, acatisia), anticolinérgicos (sequedad de boca, taquicardia), hipotensión, Síndrome neuroléptico maligno, somnolencia, sedación, insomnio, alteración hepática con ictericia, fotosensibilidad, alopecia, hipersalivación, anorexia, diarrea, leucopenia, eosinofilia.*

PRESENTACIÓN:

Ampolla 5 mg/1 ml

DOSIS:

Para la agitación: 10-50 mcg/kg/24 horas
Para la psicosis se puede aumentar hasta: 100-150 mcg/kg/24 horas, divididos en tres, cuatro tomas.
En el delirio:
    Carga de 150-250 mcg y si no se consigue control en 15-30 minutos se puede doblar la dosis cada 20 minutos hasta conseguir control.
    Mantenimiento de 50-500 mcg/kg/día IV.

Tabla de HALOPERIDOL para pesos a dosis de agitación hasta delirio más habituales:					
Peso (kg)	Agitación Dosis mínima 10 mcg/kg/día	Agitación Dosis máxima 50 mcg/kg/día	Psicosis Dosis mínima 100 mcg/kg/día	Psicosis Dosis máxima 150 mcg/kg/dia	Dosis máxima 500 mcg/kg/día
1	0,01 mg	0,05 mg	0,1 mg	0,15 mg	0,5 mg
2	0,02 mg	0,1 mg	0,2 mg	0,3 mg	1 mg
3	0,03 mg	0,15 mg	0,3 mg	0,45 mg	1,5 mg
4	0,04 mg	0,2 mg	0,4 mg	0,6 mg	2 mg
5	0,05 mg	0,25 mg	0,5 mg	0,75 mg	2,5 mg
6	0,06 mg	0,3 mg	0,6 mg	0,9 mg	3 mg
7	0,07 mg	0,35 mg	0,7 mg	1,05 mg	3,5 mg
8	0,08 mg	0,4 mg	0,8 mg	1,2 mg	4 mg
9	0,09 mg	0,45 mg	0,9 mg	1,35 mg	4,5 mg
10	0,1 mg	0,5 mg	1 mg	1,5 mg	5 mg
15	0,15 mg	0,75 mg	1,5 mg	2,25 mg	7,5 mg
20	0,2 mg	1 mg	2 mg	3 mg	10 mg
25	0,25 mg	1,25 mg	2,5 mg	3,75 mg	12,5 mg
30	0,3 mg	1,5 mg	3 mg	4,5 mg	15 mg
35	0,35 mg	1,75 mg	3,5 mg	5,25 mg	17,5 mg
40	0,4 mg	2 mg	4 mg	6 mg	20 mg
45	0,45 mg	2,25 mg	4,5 mg	6,75 mg	22,5 mg
50	0,5 mg	2,5 mg	5 mg	7,5 mg	25 mg
55	0,55 mg	2,75 mg	5,5 mg	8,25 mg	27,5 mg
60	0,6 mg	3 mg	6 mg	9 mg	30 mg
65	0,65 mg	3,25 mg	6,5 mg	9,75 mg	32,5 mg
70	0,7 mg	3,5 mg	7 mg	10,5 mg	35 mg

Administración puntual de 6-12 años INTRAMUSCULAR: 1-3 mg/ dosis cada 4-8 horas.

En adolescentes y adultos bajo monitorización ECG dentro de la Unidad de Cuidados Intensivos se ha utilizado:

Carga: 2,5-10 mg/12-24 horas en inyección I.V. lenta (diluir en 100 cc de SG5% y administrar en 30 minutos), para control del delirio. Se puede repetir dosis en 30 minutos.

Perfusión I.V. continua: (10 ampollas en 250 cc de SG5%), concentración de 0,2 mg/ml: dosis de 1-5 mg/h

1 mg/hora	5 ml/h
2 mg/hora	10 ml/h
3 mg/hora	15 ml/h
4 mg/hora	20 ml/h
5 mg/hora	25 ml/h

Perfusiones en UCI Pediátrica.

29.   HEPARINA SÓDICA IV.

DESCRIPCIÓN DEL FÁRMACO:

- *Es el anticoagulante parenteral de elección cuando se precisa de anticoagulación de rápido inicio de acción y corta duración.*
- *Efectos secundarios: hemorragia, trombocitopenia, osteoporosis, reacciones alérgicas, hiperpotasemia por hipoaldosteronismo, aumento de transaminasas.*
- *Control de appt, appt-ratio:*
  - *Entre 60-85 seg.*
  - *1,5-2,5 veces el control.*
- *Reversión con sulfato de protamina.*

PRESENTACIÓN: viales todos ellos de 5 ml pero a distinta concentración.

- *Vial 1% 10 mg con 1000 UI.*
- *Vial 1% 50 mg con 5000 UI.*
- *Vial 5% 250 mg con 25000 UI.*

Equivalencia 1mg corresponde a 100 UI de heparina.

DOSIS:

Bolo 50-100 UI/kg.

Perfusión de 10-40 UI/Kg/h.

Tabla de BOLOS DE HEPARINA ajustada a peso, en UI y mg				
	Dosis mínima		Dosis máxima	
Peso (kg)	50 UI/kg	mg	100 UI/kg	mg
1	50 UI	0,5 mg	100 UI	1 mg
2	100 UI	1 mg	200 UI	2 mg
3	150 UI	1,5 mg	300 UI	3 mg
4	200 UI	2 mg	400 UI	4 mg
5	250 UI	2,5 mg	500 UI	5 mg
6	300 UI	3 mg	600 UI	6 mg
7	350 UI	3,3 mg	700 UI	7 mg
8	400 UI	4 mg	800 UI	8 mg
9	450 UI	4,5 mg	900 UI	9 mg
10	500 UI	5 mg	1000 UI	10 mg
15	750 UI	7,5 mg	1500 UI	15 mg
20	1000 UI	10 mg	2000 UI	20 mg
25	1250 UI	12,5 mg	2500 UI	25 mg
30	1500 UI	15 mg	3000 UI	30 mg
35	1750 UI	17,5 mg	3500 UI	35 mg
40	2000 UI	20 mg	4000 UI	40 mg
45	2250 UI	22,5 mg	4500 UI	45 mg
50	2500 UI	25 mg	5000 UI	50 mg
55	2750 UI	27,5 mg	5500 UI	55 mg
60	3000 UI	30 mg	6000 UI	60 mg
65	3250 UI	32,5 mg	6500 UI	65 mg
70	3500 UI	35 mg	7000 UI	70 mg

Perfusión de heparina sódica:

Diluid en SF ó SG 5%.
Diluid 25000 UI= 250 mg en 250 de Sf ó SG5%, concentración 100Ui en 1 ml.

TABLA DE PERFUSIÓN DE MANTENIMIENTO DE HEPARINA de concentración 100 UI / ml = 1mg/ml ajustado a peso: dosis mínima y máxima en ml/h		
Peso (kg)	**Dosis mínima** **10 UI/kg/h**	**Dosis máxima** **40 UI/kg/h**
1	0,1 ml/h	0,4 ml/h
2	0,2 ml/h	0,8 ml/h
3	0,3 ml/h	1,2 ml/h
4	0,4 ml/h	1,6 ml/h
5	0,5 ml/h	2 ml/h
6	0,6 ml/h	2,4 ml/h
7	0,7 ml/h	2,8 ml/h
8	0,8 ml/h	3,2 ml/h
9	0,9 ml/h	3,6 ml/h
10	1 ml/h	4 ml/h
15	1,5 ml/h	6 ml/h
20	2 ml/h	8 ml/h
25	2,5 ml/h	10 ml/h
30	3 ml/h	12 ml/h
35	3,5 ml/h	14 ml/h
40	4 ml/h	16 ml/h
45	4,5 ml/h	18 ml/h
50	5 ml/h	20 ml/h
55	5,5 ml/h	22 ml/h
60	6 ml/h	24 ml/h
65	6,5 ml/h	26 ml/h
70	7 ml/h	28 ml/h

Perfusiones en UCI Pediátrica.

30. HIDRALACINA (Hydrapres®).

DESCRIPCIÓN DEL FÁRMACO:

- *Vasodilatador arteriolar directo*
- *Indicaciones:*
  1 *HTA durante embarazo (de primera línea en HTA asociada a preeclampsia y toxemia del embarazo). Seguro en lactancia.*
  2 *Urgencias hipertensivas (HTA refractaria).*
  3 *HTA moderada-severa asociada a diurético y β-bloqueante (para evitar retención hidro-salina y taquicardia refleja).*
  4 *Alternativa a IECA en ICC (también asocia-do a IECA).*
- *Puede provocar descenso brusco de TA con dosis I.V. bajas.*
- *Efectos secundarios: taquicardia, edemas, hipotensión ortostática, LES inducido con terapia prolongada (más frecuente en acetiladores lentos, efecto dosis-dependiente), polineuropatía periférica (efecto antipiri-doxina), hepatitis, colestasis.*
- *Contraindicaciones: taquicardia, enfermedad arterial coronaria, valvulopatía mitral reumática.*

Notas:
- No mezclar con SG5%.

PRESENTACIÓN:

a) Ampolla 20 mg/1 ml (concentración 20 mg/ml)
b) Comprimidos 25 mg y 50 mg

Marta González Lorenzo   135

DOSIS:

a) HTA aguda: 0,1-0,2 mg/kg cada 4-6 horas, se puede aumentar hasta 1 mg/kg/dosis.
(dosis máxima 200 mg/día según respuesta)

31.   INSULINA.

DESCRIPCIÓN DEL FÁRMACO:

- *En el tratamiento de la hiperglucemia descompensada de diabetes insulin-dependientes o de la hiperglucemia de estrés en situaciones críticas.*
- *Se debe emplear INSULINA RÁPIDA ó REGULAR CRISTALINA, la única de uso IV, también permite su uso S.C, I.M. o intraperitoneal.*
- *Efectos secundarios: hipoglucemia, hipotermia, edema insulínico, alteraciones visuales presbiopía.*

PRESENTACIÓN:

- Viales de 100 UI/ml en presentaciones de 10 ml.
- Hay plumas para uso sc también de concentración de 100 UI/ml pero disponen de 3 ml.

DOSIS:

Su inicio de acción en la vía intravenosa es < 1 min, con un pico de 1-3 min y duración de 3 min.
Por ello la forma más segura de administración es en perfusión continua.

Perfusión continua:
Dilución del nº de UI de Insulina rápida regular correspondientes al peso de niño en 100 cc de SF.

Ejemplo: *peso de 17 kg.*

17 UI de insulina rápida, regular en 100 cc de SF.

A un ritmo de 5 ml/h se administran 0,05UI/kg/h.
A un ritmo de 10 ml/h se administran 0,1 UI/kg/h.

32. ISOPRENALINA-ISOPROTENEROL (Aleudrina®)

DESCRIPCIÓN DEL FÁRMACO:

- *Agonista adrenérgico de acción cardiotónica y bronco-dilatadora β no selectiva.*
- *Indicado en bloqueo AV que no responde a Atropina, bradicardia severa*
- *Contraindicado en: Arritmias, ángor e IAM reciente, (arritmógeno a nivel ventricular), ICC, Estenosis aórtica, Torsades de Pointes, hipertiroidismo*
- *Utilizar siempre con monitorización ECG.*
- *Efectos secundarios: nerviosismo, insomnio, temblor fino distal, palpitaciones, taquicardia, HTA, aumento consumo O2 con riesgo de precipitar angor o IAM. Dosis altas pueden dar hiperpotasemia.*

PRESENTACIÓN:

Ampolla 0,2 mg/1 ml (concentración 0,2 mg/ml)

DOSIS:

en niños de **0,05 – 2 mcg/kg/min.**
 Perfusión continua:
Dos formas de dilución:

- 2 mg (10 ampollas) en 250 cc SG5% ó SF0.9% (8 mcg/ml).
- 0,8 mg (4 ampollas) en 100 cc de SG5% ó SF0.9% (8 mcg/ml).

Tabla de dosis ALEUDRINA en mcg/kg/min ajustada a peso en ml/h de la concentración anterior (8 mcg/ml).

Peso (kg)	0,05 mcg/kg/min	0,1 mcg/kg/min	0,5 mcg/kg/min	1 mcg/kg/min	1,5 mcg/kg/min	2 mcg/kg/min
1	0,375	0,75	3,75	7,5	11,25	15
2	0,75	1,5	7,5	15	22,5	30
3	1,125	2,25	11,25	22,5	33,75	45
4	1,5	3	15	30	45	60
5	1,875	3,75	18,75	37,5	56,25	75
6	2,25	4,5	22,5	45	67,5	90
7	2,625	5,25	26,25	52,5	78,75	105
8	3	6	30	60	90	120
9	3,375	6,75	33,75	67,5	101,25	135
10	3,75	7,5	37,5	75	112,5	150
15	5,625	11,25	56,25	112,5	168,75	225
20	7,5	15	75	150	225	300
25	9,375	18,75	93,75	187,5	281,25	375
30	11,25	22,5	112,5	225	337,5	450
35	13,125	26,25	131,25	262,5	393,75	525
40	15	30	150	300	450	600
45	16,875	33,75	168,75	337,5	506,25	675
50	18,75	37,5	187,5	375	562,5	750
55	20,625	41,25	206,25	412,5	618,75	825
60	22,5	45	225	450	675	900
65	24,375	48,75	243,75	487,5	731,25	975
70	26,25	52,5	262,5	525	787,5	1050

Nota: En adultos se considera con las mismas diluciones (2 mg (10 ampollas) en 250 cc SG5% ó SF0.9% (8 µg/ml), que la dosis de inicio en BAV de 2 µg/min con ajuste posterior según respuesta hasta 10 µg/min, en ritmo de perfusión sin ajuste a peso, en cantidades más pequeñas.

2 µg/min	4 µg/min	6 µg/min	8 µg/min	10 µg/min
15 ml/h	30 ml/h	45 ml/h	60 ml/h	75 ml/h

Perfusiones en UCI Pediátrica.

33. KETAMINA (Ketolar®)

DESCRIPCIÓN DEL FÁRMACO:

- *Fármaco hipnótico-sedante con potente acción anestésica.*
- *Se puede dar I.M.: 5 a 10 mg/Kg.*
- *PREMEDICAR siempre con Midazolam (evita alucinaciones) y opcionalmente con 0,5-1 mg de Atropina (contrarrestar aumento de secreciones y sialorrea)*
- *No produce depresión respiratoria a dosis habituales (sí a dosis altas), de gran utilidad en shock hipovolémico agudo y broncoespasmo refractario grave (estatus asmático).*
- *Produce estado anestésico disociativo (analgesia y amnesia profunda pudiendo mantener ojos abiertos y reflejos protectores), por lo que se administra previamente 2 a 5 mg I.V. de Midazolam para evitar terrores.*
- *Contraindicaciones: TCE (aumenta la PIC), HTA, ICC, Glaucoma (aumenta PIO).*
- *Efectos secundarios: sialorrea, sueños desagradables (se antagonizan con benzodiacepinas), alucinaciones, delirio, nistagmos, mioclonías, HTA, HTIC, hipertensión intraocular.*
- *Se puede usar de forma intramuscular necesitando 3 veces la dosis habitual.*

PRESENTACIÓN:

Vial 500 mg/10 ml (concentración 50 mg/ml).

DOSIS:

Bolo para sedación ligera;
<u>Inducción analgésica procedimientos menores:</u> 0,2 a 0,75 mg/Kg.
Cada ml del vial tiene 50 mg, deberemos diluirlo tanto en SF o SG5%,

- ➤ Así un ml de ketamina (50mg) diluido en jeringa de 10 cc SF (sumamos 9 cc de Sf), obtendremos una concentración de 5mg en cada ml de la jeringa.
- ➤ Si diluimos un ml de ketamina (50mg) diluido en jeringa de 20 cc SF (sumamos 19 cc de Sf), obtendremos una concentración de 2,5mg en cada ml de la jeringa.
- ➤ Las concentraciones obtenidas anteriores se pueden volver a diluir…

Tabla de BOLOS DE KETAMINA para SEDACIÓN LIGERA en mg ajustados a peso:			
Peso (kg)	0,2 mg/Kg	0,5 mg/Kg	0,75 mg/Kg
1	0,2	0,5	0,75
2	0,4	1	1,5
3	0,6	1,5	2,25
4	0,8	2	3
5	1	2,5	3,75
6	1,2	3	4,5
7	1,4	3,5	5,25
8	1,6	4	6
9	1,8	4,5	6,75
10	2	5	7,5
15	3	7,5	11,25
20	4	10	15
25	5	12,5	18,75
30	6	15	22,5
35	7	17,5	26,25
40	8	20	30
45	9	22,5	33,75
50	10	25	37,5
55	11	27,5	41,25
60	12	30	45
65	13	32,5	48,75
70	14	35	52,5

Bolo para Inducción IOT

Inducción para IOT: 1 a 4,5 mg/Kg (administrar lento, en > 60 segundos).

Tabla de BOLOS DE KETAMINA PARA IOT, SEDACIÓN PROFUNDA en mg ajustados a peso:				
Peso (kg)	1 mg/Kg	2 mg/Kg	3 mg/Kg	4 mg/Kg	4,5 mg/Kg
1	1	2	3	4	4,5
2	2	4	6	8	9
3	3	6	9	12	13,5
4	4	8	12	16	18
5	5	10	15	20	22,5
6	6	12	18	24	27
7	7	14	21	28	31,5
8	8	16	24	32	36
9	9	18	27	36	40,5
10	10	20	30	40	45
15	15	30	45	60	67,5
20	20	40	60	80	90
25	25	50	75	100	112,5
30	30	60	90	120	135
35	35	70	105	140	157,5
40	40	80	120	160	180
45	45	90	135	180	202,5
50	50	100	150	200	225
55	55	110	165	220	247,5
60	60	120	180	240	270
65	65	130	195	260	292,5
70	70	140	210	280	315

Perfusión continua
Mantenimiento sedación:

Dilución de un vial de 500 mg en 100 cc SF0.9% ó SG5% = 5 mg/ml): Dosis recomendadas de 1-2 mg/Kg/h (1 a 3 mg/Kg/h en estatus asmático).

Tabla de ritmo de PERFUSIÓN DE KETAMINA en ml/h. ajustado a peso.		
Dilución de un vial de 500 mg en 100 cc SF0.9% ó SG5%. (concentración 5 mg/ml)		
Peso (kg)	1 mg/Kg/h	2 mg/Kg/h	3 mg/Kg/h
1	0,2	0,4	0,6
2	0,4	0,8	1,2
3	0,6	1,2	1,8
4	0,8	1,6	2,4
5	1	2	3
6	1,2	2,4	3,6
7	1,4	2,8	4,2
8	1,6	3,2	4,8
9	1,8	3,6	5,4
10	2	4	6
15	3	6	9
20	4	8	12
25	5	10	15
30	6	12	18
35	7	14	21
40	8	16	24
45	9	18	27
50	10	20	30
55	11	22	33
60	12	24	36
65	13	26	39
70	14	28	42

34.   LABETALOL (Trandate®)

DESCRIPCIÓN DEL FÁRMACO:

- *B-bloqueante no selectivo y bloqueante α1.*
- *De elección en crisis hipertensiva con daño cerebral, disección de aorta y eclampsia.*
- *Intentar evitar en insuficiencia hepática.*
- *Efectos secundarios: broncoespasmo, bradicardia, hipotensión, aumento de la acción hipoglucemiante de la insulina, cefalea, vértigo, erupciones, sequedad de ojos, sudoración, insuficiencia hepática.*

PRESENTACIÓN:
a) ampolla 100 mg/20 ml (concentración 5 mg/ml)
b) comprimidos 100 y 200 mg

DOSIS:

- Dosis oral: 4 mg/Kg/ día, repartidos cada 6 ó12 horas incrementables cada dos días hasta 6 mg/Kg/ cada 6-12 horas (máximo 300 mg en niños y hasta 2.400 mg en adultos total al día).
- Dosis IV:

Bolo intermitente I.V.: 0,2-1mg/kg en uno ó dos minutos, lento.

Se puede repetir a intervalos de 10-15 minutos si es necesario.

Tabla de bolos de TRANDATE IV ajustados a peso en mg.			
Peso (kg)	0,2 mg/Kg	0,5 mg/Kg	0,75 mg/Kg	1 mg/Kg
1	0,2	0,5	0,75	1
2	0,4	1	1,5	2
3	0,6	1,5	2,25	3
4	0,8	2	3	4
5	1	2,5	3,75	5
6	1,2	3	4,5	6
7	1,4	3,5	5,25	7
8	1,6	4	6	8
9	1,8	4,5	6,75	9
10	2	5	7,5	10
15	3	7,5	11,25	15
20	4	10	15	20
25	5	12,5	18,75	25
30	6	15	22,5	30
35	7	17,5	26,25	35
40	8	20	30	40
45	9	22,5	33,75	45
50	10	25	37,5	50
55	11	27,5	41,25	55
60	12	30	45	60
65	13	32,5	48,75	65
70	14	35	52,5	70

Perfusión continua: Dosis de perfusión continua en niños de 0,25 a 3 mg/kg/h.

Perfusión: 100 mg (una ampolla de 20 ml con 50mg/ml) en 100 cc SG5% o SSF. Concentración de la perfusión (1 mg/ml).

Tabla de perfusión de TRANDATE en ml/h a dosis referidas ajustadas a peso.				
100 mg (una ampolla de 20 ml con 50mg/ml) en 100 cc SG5% o SSF. Concentración de la perfusión (1 mg/ml).				
Peso (kg)	0,25 mg/Kg/h	0,5 mg/Kg/h	1 mg/Kg/h	2 mg/Kg/h	3 mg/Kg/h
1	0,25	0,5	1	2	3
2	0,5	1	2	4	6
3	0,75	1,5	3	6	9
4	1	2	4	8	12
5	1,25	2,5	5	10	15
6	1,5	3	6	12	18
7	1,75	3,5	7	14	21
8	2	4	8	16	24
9	2,25	4,5	9	18	27
10	2,5	5	10	20	30
15	3,75	7,5	15	30	45
20	5	10	20	40	60
25	6,25	12,5	25	50	75
30	7,5	15	30	60	90
35	8,75	17,5	35	70	105
40	10	20	40	80	120
45	11,25	22,5	45	90	135
50	12,5	25	50	100	150
55	13,75	27,5	55	110	165
60	15	30	60	120	180
65	16,25	32,5	65	130	195
70	17,5	35	70	140	210

Otras perfusiones:

300 mg en 100 cc SG5% ó SF 0.9%

(3 mg/ml, <u>dividir ml/h por 3).</u>

35.   LEVETIRACETAM (Keppra®).

DESCRIPCIÓN DEL FÁRMACO:

- *Antiepiléptico pirrolidónico de mecanismo de acción desconocido.*
- Indicaciones:
- *Monoterapia: crisis de inicio parcial con o sin generalización secundaria en pacientes > 16 años.*
- *Terapia combinada: crisis de inicio parcial con/sin generalización secundaria en > 1 mes. Crisis tónico-clónicas generalizadas primarias y adultos > 12 años.*
- Efectos secundarios: *astenia, ataxia, cambios de humor, nerviosismo, depresión somnolencia, vértigo. Graves: crisis epilépticas (raro); leucopenia, neutropenia, trombopenia, pancitopenia.*
- Requiere ajuste en insuficiencia renal:

Ccr 50-79 ml/hora	6 ml/h
Ccr 30-49 ml/hora	12 ml/h
Ccr < 30 ml/hora	18 ml/h

- Diálisis: dosis inicial de carga de 75%en el 1er día y 50% después de la diálisis.
- Si insuficiencia hepática severa determinar Ccr y reducir dosis al 50% si Ccr < 70 ml/min (la Ccr subestima la función renal en insuficiencia hepática severa).

PRESENTACIÓN:
a) Vial 500 mg/5 ml.
b) Comprimidos 500 mg.
c) Solución oral 100 mg/ml (frasco 150 ml)

DOSIS:

Dosis V.O: **igual que dosis I.V.**

Dosis I.V.:

a) *Niños ≥ 1 mes y ≤ 6 meses:* 7 mg/Kg/12 horas (dosis máxima 21 mg/Kg/12 horas con incremento de 7 mg/Kg/12 horas cada 2 semanas)

b) *Niños y < 50 kg:* dosis inicial de 10 mg/Kg/12 horas (dosis máxima 30 mg/Kg/12 horas con incremento de 10 mg/Kg/12 horas cada 2 semanas)

c) *Adultos Dosis inicial:* 500 mg/12 horas. Incrementar si necesario 1.000 mg/día cada 2 semanas

Preparación:
Administración diluir la dosis del vial en 100 ml de SF 0,9% ó SG5% y administrar en 15 minutos.

Tabla de dosis inicial y cada 12 horas de LEVETIRAZETAM IV ajustados a peso en mg*.		
Peso (kg)	7 mg/Kg	10 mg/Kg
1	7	10
2	14	20
3	21	30
4	28	40
5	35	50
6	42	60
7		70
8		80
9		90
10		100
15		150
20		200
25		250
30		300
35		350
40		400
45		450
50		500
55		550
60		600
65		650
70		700

*Para los menores de 6 kgs se considera a 7 mg/kg y para el resto a 10 mg/kg.

Perfusiones en UCI Pediátrica.

36. LEVOSIMENDAN (Simdax®)

DESCRIPCIÓN DEL FÁRMACO:

- *Derivado tipo piridazinona-dinitrilo que aumenta la contractilidad miocárdica y relaja el músculo liso vascular ("inodilatador").*
- *Alternativa a la Dobutamina en ICC descompensada.*
- *Indicación: insuficiencia cardiaca con disfunción sistólica grado III/IV de la NYHA refractaria al tratamiento vasodilatador y diurético sin signos de hipotensión.*
- *Efectos secundarios: relacionados con vasodilatación y dosis dependientes (cefalea, vértigo, náuseas y vómitos, hipotensión, taquicardia, extrasístoles, disminución de la hemoglobina, hipopotasemia).*
- *Corregir hipovolemia e hipopotasemia antes de su administración.*
- *Contraindicaciones: obstrucción significativa al llenado ventricular, insuficiencia renal (Ccr < 30), insuficiencia hepática severa, hipotensión severa y taquicardia, historia de Torsade de Pointes.*

PRESENTACIÓN:

Vial 12,5 mg/5ml (concentración 2,5 mg/ml).

DOSIS:

Dilución 12,5 mg (1 vial) en 500 cc SG5% [0,025 mg/ml] = [25 µg/ml].

Dosis inicial de carga:
Es un bolo a administrar en 10 minutos.

A 12-24 mcg/kg Iv, causa al inicio hipotensión por lo que se puede ajustar la dosis a 6 mcg/kg, o incluso prescindir de la dosis inicial y considerar iniciar la perfusión a dosis de mantenimiento.

Generalmente se administra de la misma perfusión de mantenimiento a mayor ritmo durante 10 minutos:

Perfusión de mantenimiento:

Lo habitual es administrar Con la dilución preparada se puede administrar 6 a 12 mcg/Kg a administrar durante 10 minutos.

Dilución 12,5 mg (1vial) en 500 cc SG5% [0,025 mg/ml] = [25 mcg/ml].

Tabla de LEVOSIMENDAN IV dosis inicial- bolo de 10 min de la perfusión ajustados a peso en ml			
Peso (kg)	6 mcg/Kg	12 mcg/Kg	24 mcg/Kg
1	0,24	0,48	0,96
2	0,48	0,96	1,92
3	0,72	1,44	2,88
4	0,96	1,92	3,84
5	1,2	2,4	4,8
6	1,44	2,88	5,76
7	1,68	3,36	6,72
8	1,92	3,84	7,68
9	2,16	4,32	8,64
10	2,4	4,8	9,6
15	3,6	7,2	14,4
20	4,8	9,6	19,2
25	6	12	24
30	7,2	14,4	28,8
35	8,4	16,8	33,6
40	9,6	19,2	38,4
45	10,8	21,6	43,2
50	12	24	48
55	13,2	26,4	52,8
60	14,4	28,8	57,6
65	15,6	31,2	62,4
70	16,8	33,6	67,2

<u>Dosis mantenimiento</u> (se administrar durante 24 horas):

> ➢ iniciar a 0,1 mcg/Kg/min y valorar respuesta:
>> a) Si respuesta excesiva (hipotensión, taquicardia): bajar a 0,05 mcg/Kg/min o suspender
>> b) Si buena tolerancia probar subir a 0,2 µg/Kg/min

Misma perfusión de LEVOSIMENDAN: 12,5 mg (1vial) en 500 cc SG5%

[0,025 mg/ml] = [25 mcg/ml].

Tabla de la perfusión de LEVOSIMENDÁN durante 24 horas ajustados a peso en ml/h.		
Dilución de: 12,5 mg (1vial) en 500 cc SG5% Concentración: [0,025 mg/ml] = [25 mcg/ml]		
Peso (kg)	0,05 mcg/Kg/min	0,1 mcg/Kg/min Dosis inicial	0,2 mcg/Kg/min
1	0,12	0,24	0,48
2	0,24	0,48	0,96
3	0,36	0,72	1,44
4	0,48	0,96	1,92
5	0,6	1,2	2,4
6	0,72	1,44	2,88
7	0,84	1,68	3,36
8	0,96	1,92	3,84
9	1,08	2,16	4,32
10	1,2	2,4	4,8
15	1,8	3,6	7,2
20	2,4	4,8	9,6
25	3	6	12
30	3,6	7,2	14,4
35	4,2	8,4	16,8
40	4,8	9,6	19,2
45	5,4	10,8	21,6
50	6	12	24
55	6,6	13,2	26,4
60	7,2	14,4	28,8
65	7,8	15,6	31,2
70	8,4	16,8	33,6

37.   LIDOCAÍNA.

DESCRIPCIÓN DEL FÁRMACO:

- *Antiarrítmico de clase IB. Sólo se utiliza por vía parenteral y de forma urgente en el tratamiento de arritmias ventriculares potencialmente letales. Nunca en profilaxis.*
- *Se describe su utilidad en las taquiarritmias graves de la intoxicación digitálica.*
- *Contraindicado: en la hipersensibilidad a anestésicos locales tipo amida. En el Sd. De Stokes Adams y en los bloqueos.*
- *Efectos secundarios: visión borrosa, náuseas, vómitos, tinnitus, convulsiones, bradicardia refleja.*

PRESENTACIÓN:

Ampolla al 1% 100 mg en 10 ml (concentración 10 mg/ml).

DOSIS:

<u>IV:</u> Bolo de 1- 1,5 mg/kg a pasar 5-10 min. Dosis máxima de 5 mg/kg.

<u>Intratraqueal</u> 2-3 mg/kg/dosis.

Tabla de dosis bolo de 5-10 min de LIDOCAÍNA IV ajustados a peso en mg		
Peso (kg)	**1 mg/Kg**	**1.5 mg/Kg**
1	1	1,5
2	2	3
3	3	4,5
4	4	6
5	5	7,5
6	6	9
7	7	10,5
8	8	12
9	9	13,5
10	10	15
15	15	22,5
20	20	30
25	25	37,5
30	30	45
35	35	52,5
40	40	60
45	45	67,5
50	50	75
55	55	82,5
60	60	90
65	65	97,5
70	70	105

Tabla de dosis bolo de LIDOCAÍNA INTRAQUEAL ajustados a peso en mg.		
Peso (kg)	2 mg/Kg	3 mg/Kg
1	2	3
2	4	6
3	6	9
4	8	12
5	10	15
6	12	18
7	14	21
8	16	24
9	18	27
10	20	30
15	30	45
20	40	60
25	50	75
30	60	90
35	70	105
40	80	120
45	90	135
50	100	150
55	110	165
60	120	180
65	130	195
70	140	210

Perfusiones en UCI Pediátrica.

38.   MAGNESIO SULFATO.

DESCRIPCIÓN DEL FÁRMACO:

- *Suplemento de magnesio que por vía parenteral tiene varias indicaciones:*
  - *Torsade de points como antiarrítmico.*
  - *Tratamiento de la hipomagnesemia severa.*
  - *En la Preeclampsia y Eclampsia*
  - *En el estatus asmático como broncodilatador.*

- *La infusión puede ser dolorosa.*
- *Efectos secundarios: derivados de la hipermagnesemia puede provocar hipotonía, hiporreflexia, diarrea e hipotensión, así como depresión respiratoria en el feto.*

PRESENTACIÓN:
Ampolla de 10 ml con 1500 mg = 12,2 mEq de magnesio.

DOSIS:

Hipomagnesemia- Arritmias y Crisis asmática: 25-75 mg/kg/ IV cada 4-6 h.

Hipertensión pulmonar: 100-200 mg/kg/IV en una hora.

Dosis Máximas en adultos 2 g cada 24 horas.
Dosis Máximas en niños 1 g cada 24 horas.

Tabla de cálculo del SULFATO DE MAGNESIO IV en mg a dosis habituales, incluye todas las patologías:			
Peso (kg)	25 mg/Kg	75 mg/Kg	100 mg/Kg	200 mg/Kg
1	25	75	100	200
2	50	150	200	400
3	75	225	300	600
4	100	300	400	800
5	125	375	500	1000
6	150	450	600	1000 máximo
7	175	525	700	1000 máximo
8	200	600	800	1000 máximo
9	225	675	900	1000 máximo
10	250	750	1000	1000 máximo
15	375	1000 máximo	1000 máximo	1000 máximo
20	500	1000 máximo	1000 máximo	1000 máximo
25	625	1000 máximo	1000 máximo	1000 máximo
30	750	1000 máximo	1000 máximo	1000 máximo
35	875	1000 máximo	1000 máximo	1000 máximo
40 y peso mayor	1000	1000 máximo	1000 máximo	1000 máximo

Perfusión a administrar:
Forma de administrar

- diluimos una ampolla de 1500mg en 100 cc de SF ó SG5%,
- conseguimos una concentración de 1ml = 15 mg,
- para poder administrar las dosis de la siguiente tabla ajustadas a peso.
- En ml de la perfusión:

ml de SULFATO DE MAGNESIO en ml/h para dosis ajustadas a peso.
Dilución de una ampolla de 1500mg en 100 cc de SF ó SG5%, (concentración de 1ml = 15 mg).

Peso (kg)	Para 25 mg/Kg	75 mg/Kg	100 mg/Kg	200 mg/Kg
1	1,67	5	6,67	13,33
2	3,33	10	13,33	26,67
3	5	15	20	40
4	6,67	20	26,67	53,33
5	8,33	25	33,33	66,67 ml máximo
6	10	30	40	66,67 ml máximo
7	11,67	35	46,67	66,67 ml máximo
8	13,33	40	53,33	66,67 ml máximo
9	15	45	60	66,67 ml máximo
10	16,67	50	66,67 ml máximo	66,67 ml máximo
15	25	66,67 ml máximo	66,67 ml máximo	66,67 ml máximo
20	33,33	66,67 ml máximo	66,67 ml máximo	66,67 ml máximo
25	41,67	66,67 ml máximo	66,67 ml máximo	66,67 ml máximo
30	50	66,67 ml máximo	66,67 ml máximo	66,67 ml máximo
35	58,33	66,67 ml máximo	66,67 ml máximo	66,67 ml máximo
40 y mayor peso	66,67 ml máximo	66,67 ml máximo	66,67 ml máximo	66,67 ml máximo

39.   MANITOL (Manitol®).

DESCRIPCIÓN DEL FÁRMACO:

- *Monosacárido no reabsorbible utilizado como diurético osmótico por vía i.v.*
- *☐   Se administra al 20% para aportar menos volumen*
- *Indicaciones:*
  - o *HTIC aguda (reducción de la PIC asociada a edema cerebral).*
  - o *Tratamiento de la oliguria en fracaso renal agudo*
  - o *Aumento de la eliminación renal de tóxicos*
  - o *Reducción de la presión intraocular en glaucoma como tto urgente*
- *Efectos secundarios: depleción hidrosalina, hiper/hipotensión, hiperglucemia, hipernatremia, hiperkaliemia (requiere monitorizar Na+, K+ y glucemia), edema, EAP, tromboflebitis, expansión volumen extracelular con hiponatremia y aumento Osm plasmática, convulsiones a dosis excesivas.*
- *Se han llegado a dar dosis de 2 gr/Kg/dosis.*
- *El uso prolongado puede producir nefropatía osmótica.*
- *Contraindicaciones:*
  - o *ICC, edema pulmonar.*
  - o *Edema de causa metabólica con fragilidad capilar o HTA grave.*
  - o *Oligoanuria (contraindicado en anuria) o Hemorragia intracraneal activa o Deshidratación severa.*
  - o *Administración concomitante de sangre entera.*

PRESENTACIÓN:

a) Solución 250 ml al 10% (10 gr/100 ml = total 25 gr)
b) Solución 500 ml al 10% (10 gr/100 ml = total 50 gr)
c) Solución 250 ml al 20% (20 gr/100 ml = total 50 gr)
d) Solución 500 ml al 20% (10 gr/100 ml = total 100 gr)

DOSIS:

Administración sin diluir en edema cerebral y glaucoma:

En niños 0,25-0,5 gr/Kg/dosis) de la solución al 20% infundida lento en unos 20-30 minutos.

Objetivo mantener Osmolaridad plasmática de 310-320 mOsm/kg (250 a 500 ml al 20% en 20 minutos habitualmente).

Tabla de ml de la solución de MANITOL al 20% a administrar según peso.		
Peso (kg)	0,25 g/Kg	0,5 mg/Kg
1	1,25 ml	2,5
2	2,5 ml	5
3	3,75 ml	7,5
4	5 ml	10
5	6,25 ml	12,5
6	7,5 ml	15
7	8,75	17,5
8	10	20
9	11,25	22,5
10	12,5	25
15	18,75	37,5
20	25	50
25	31,25	62,5 ml (dosis máxima de 12,5 gr)
30	37,5	62,5 ml (dosis máxima de 12,5 gr)
35	43,75	62,5 ml (dosis máxima de 12,5 gr)
40	50	62,5 ml (dosis máxima de 12,5 gr)
45	56,25	62,5 ml (dosis máxima de 12,5 gr)
50	62,5 ml (dosis máxima de 12,5 gr)	62,5 ml (dosis máxima de 12,5 gr)
55	62,5 ml (dosis máxima de 12,5 gr)	62,5 ml (dosis máxima de 12,5 gr)
60	62,5 ml (dosis máxima de 12,5 gr)	62,5 ml (dosis máxima de 12,5 gr)
65	62,5 ml (dosis máxima de 12,5 gr)	62,5 ml (dosis máxima de 12,5 gr)
70	62,5 ml (dosis máxima de 12,5 gr)	62,5 ml (dosis máxima de 12,5 gr)

Perfusiones en UCI Pediátrica.

40. MEPERIDINA (PETIDINA) (Dolantina®)

DESCRIPCIÓN DEL FÁRMACO:

- *Agonista opioide puro semisintético: 100 mg de Meperidina equivalencia aproximada a 10 mg de Morfina.*
- *De elección en caso de bradicardia (tiende a aumentar la frecuencia cardiaca). Produce menos espasmo sobre el esfínter de Oddi que la Morfina.*
- *Asociar siempre un antiemético (por ejemplo: ondasetron 0,1mg/kg I.V.).*
- *No adecuado para su uso crónico por su breve acción y toxicidad potencial*
  (acumulación de normeperidina pudiendo provocar excitación del SNC)

- *Ajustar según función renal:*
  - *Cr 10-50 ml/min: 75-100% de la dosis habitual/6 horas;*
  - *Cr < 10 ml/min 50% dosis habitual/6-8 horas.*
- *Intentar evitar en insuficiencia hepática (puede precipitar encefalopatía hepática).*
- *No combinar con IMAO (puede causar toxicidad por acúmulo de serotonina).*
- *Antídoto: Naloxona (Naloxone®).*

PRESENTACIÓN:

Ampolla 100 mg/2ml (50 mg/ml).

DOSIS:

<u>Bolo i.v. ó s.c.:</u>

0,3-1 mg/Kg de forma lenta (1-2 min)

3 a 4 veces al día (asociar antiemético).

La analgesia suele durar 4 horas.

Tabla de bolo IV de MEPERIDINA ajustados a peso en mg			
Peso (kg)	0,3 mg/Kg	0,5 mg/Kg	0,75 mg/Kg	1 mg/Kg
1	0,3	0,5	0,75	1
2	0,6	1	1,5	2
3	0,9	1,5	2,25	3
4	1,2	2	3	4
5	1,5	2,5	3,75	5
6	1,8	3	4,5	6
7	2,1	3,5	5,25	7
8	2,4	4	6	8
9	2,7	4,5	6,75	9
10	3	5	7.5	10
15	4,5	7,5	11,25	15
20	6	10	15	20
25	7,5	12,5	18,75	25
30	9	15	22,5	30
35	10,5	17,5	26,25	35
40	12	20	30	40
45	13,5	22,5	33,75	45
50	15	25	37,5	50
55	16,5	27,5	41,25	55
60	18	30	45	60
65	19,5	32,5	48,75	65
70	21	35	52,5	70

<u>Perfusión i.v. continua</u>: NO RECOMENDADA, SÓLO UTILI-
ZAR EN CASO DE CONTRAINDICACIÓN DE MORFINA O
FENTANILO Y NO POR MÁS DE 4 DÍAS

Dilución: 200 mg Meperidina = 2 ampollas en 100 cc SF 0,9%
ó SG5%). Dosis inicial 0,15-0,7 mg/Kg/h.

Tabla de perfusión de MEPERIDINA por peso en ml/h.						
Dilución: 200 mg Meperidina = 2 ampollas en 100 cc SF 0,9% ó SG5%). **Concentración 2mg/ml.**						
Peso (kg)	0,15 mg/Kg	0,2 mg/Kg	0,3 mg/Kg	0,4 mg/Kg	0,5 mg/Kg	0,6 mg/Kg	0,7 mg/Kg
1	0,075	0,1	0,15	0,2	0,25	0,3	0,35
2	0,15	0,2	0,3	0,4	0,5	0,6	0,7
3	0,225	0,3	0,45	0,6	0,75	0,9	1,05
4	0,3	0,4	0,6	0,8	1	1,2	1,4
5	0,375	0,5	0,75	1	1,25	1,5	1,75
6	0,45	0,6	0,9	1,2	1,5	1,8	2,1
7	0,525	0,7	1,05	1,4	1,75	2,1	2,45
8	0,6	0,8	1,2	1,6	2	2,4	2,8
9	0,675	0,9	1,35	1,8	2,25	2,7	3,15
10	0,75	1	1,5	2	2,5	3	3,5
15	1,125	1,5	2,25	3	3,75	4,5	5,25
20	1,5	2	3	4	5	6	7
25	1,875	2,5	3,75	5	6,25	7,5	8,75
30	2,25	3	4,5	6	7,5	9	10,5
35	2,625	3,5	5,25	7	8,75	10,5	12,25
40	3	4	6	8	10	12	14
45	3,375	4,5	6,75	9	11,25	13,5	15,75
50	3,75	5	7,5	10	12,5	15	17,5
55	4,125	5,5	8,25	11	13,75	16,5	19,25
60	4,5	6	9	12	15	18	21
65	4,875	6,5	9,75	13	16,25	19,5	22,75
70	5,25	7	10,5	14	17,5	21	24,5

41.   MIDAZOLAM (Dormicum®)

DESCRIPCIÓN DEL FÁRMACO:

- *Benzodiacepina de vida media muy corta hipnótico, inductor de anestesia y sedación.*
- *Mayor vida media si la perfusión es continua en ancianos, obesos y en casos de insuficiencia renal o hepática.*
- *Se puede administrar I.V., S.C. e intranasal.*
- *Efectos secundarios: amnesia retrógrada, cefalea, discinesia, debilidad muscular, síndrome de abstinencia, fasciculaciones, reacciones paradójicas, hipotensión.*
- ☐   *El antídoto es Flumazenilo (Anexate®).*

PRESENTACIÓN:

a) Ampolla 5 mg/5 ml (concentración 1mg/ml).
b) Ampolla 25 mg/5 ml (concentración 5 mg/ml).
c) Ampolla 15 mg/3 ml (concentración 5 mg/ml).
d) Ampolla 50 mg/10 ml (concentración 5 mg/ml).

DOSIS:

Sedación ligera (consciente):

IV: 25-75 µg/Kg. Se puede repetir dosis a los 3-5 minutos.

Tabla de bolo IV EN MG DE MIDAZOLAM para sedación ligera.			
Peso (kg)	25 mcg/kg	50 mcg/kg	75 mcg/kg
1	0,025 mg	0,05 mg	0,075 mg
2	0,05 mg	0,1 mg	0,15 mg
3	0,075 mg	0,15 mg	0,225 mg
4	0,1 mg	0,2 mg	0,3 mg
5	0,125 mg	0,25 mg	0,375 mg
6	0,15 mg	0,3 mg	0,45 mg
7	0,175 mg	0,35 mg	0,525 mg
8	0,2 mg	0,4 mg	0,6 mg
9	0,225 mg	0,45 mg	0,675 mg
10	0,25 mg	0,5 mg	0,75 mg
15	0,375 mg	0,75 mg	1,125 mg
20	0,5 mg	1 mg	1,5 mg
25	0,625 mg	1,25 mg	1,875 mg
30	0,75 mg	1,5 mg	2,25 mg
35	0,875 mg	1,75 mg	2,625 mg
40	1 mg	2 mg	3 mg
45	1,125 mg	2,25 mg	3,375 mg
50	1,25 mg	2,5 mg	3,75 mg
55	1,375 mg	2,75 mg	4,125 mg
60	1,5 mg	3 mg	4,5 mg
65	1,625 mg	3,25 mg	4,875 mg
70	1,75 mg	3,5 mg	5,25 mg

<u>Rectal, sublingual ó nasal:</u> 0,2-0,7 mg/kg.

Para la administración intranasal usar concentración de 5mg/ml

Tabla de sedación NASAL con MIDAZOLAM concentración 5mg/ml, ajustados a peso en mg.			
Peso (kg)	**0,2 mg/kg**	**0,5 mg/kg**	**0,7 mg/kg**
1	0,2 mg	0,5 mg	0,7 mg
2	0,4 mg	1 mg	1,4 mg
3	0,6 mg	1,5 mg	2,1 mg
4	0,8 mg	2 mg	2,8 mg
5	1 mg	2,5 mg	3,5 mg
6	1,2 mg	3 mg	4,2 mg
7	1,4 mg	3,5 mg	4,9 mg
8	1,6 mg	4 mg	5,6 mg
9	1,8 mg	4,5 mg	6,3 mg
10	2 mg	5 mg	7 mg
15	3 mg	7,5 mg	10,5 mg
20	4 mg	10 mg	14 mg
25	5 mg	12,5 mg	17,5 mg
30	6 mg	15 mg	21 mg
35	7 mg	17,5 mg	24,5 mg
40	8 mg	20 mg	28 mg
45	9 mg	22,5 mg	31,5 mg
50	10 mg	25 mg	35 mg
55	11 mg	27,5 mg	38,5 mg
60	12 mg	30 mg	42 mg
65	13 mg	32,5 mg	45,5 mg
70	14 mg	35 mg	49 mg

Sedación profunda (IOT): 0,1-0,4 mg/Kg IV.

Tabla de sedación profunda para IOT con MIDAZOLAM IV en mg ajustados a peso.				
Peso (kg)	**0,1 mg/kg**	**0,2 mg/kg**	**0,3 mg/kg**	**0,4 mg/kg**
1	0,1 mg	0,2 mg	0,3 mg	0,4 mg
2	0,2 mg	0,4 mg	0,6 mg	0,8 mg
3	0,3 mg	0,6 mg	0,9 mg	1,2 mg
4	0,4 mg	0,8 mg	1,2 mg	1,6 mg
5	0,5 mg	1 mg	1,5 mg	2 mg
6	0,6 mg	1,2 mg	1,8 mg	2,4 mg
7	0,7 mg	1,4 mg	2,1 mg	2,8 mg
8	0,8 mg	1,6 mg	2,4 mg	3,2 mg
9	0,9 mg	1,8 mg	2,7 mg	3,6 mg
10	1 mg	2 mg	3 mg	4 mg
15	1,5 mg	3 mg	4,5 mg	6 mg
20	2 mg	4 mg	6 mg	8 mg
25	2,5 mg	5 mg	7,5 mg	10 mg
30	3 mg	6 mg	9 mg	12 mg
35	3,5 mg	7 mg	10,5 mg	14 mg
40	4 mg	8 mg	12 mg	16 mg
45	4,5 mg	9 mg	13,5 mg	18 mg
50	5 mg	10 mg	15 mg	20 mg
55	5,5 mg	11 mg	16,5 mg	22 mg
60	6 mg	12 mg	18 mg	24 mg
65	6,5 mg	13 mg	19,5 mg	26 mg
70	7 mg	14 mg	21 mg	28 mg

Mantenimiento sedación

Perfusión de (50 mg en 50 cc SF 0,9% ó SG5%) ó (250 mg en 250 cc SF 0,9% ó SG5%).

Dosis: 0,05-0,4 mg/Kg/h, aunque hay literatura que marca dosis hasta 0,8mg/kg/h, la aparición de efectos secundarios limitaría su uso.

Tabla de sedación profunda para mantenimiento anestésico con MIDAZOLAM IV en ml/h ajustados a peso. Dilución de (50 mg en 50 cc SF 0,9% ó SG5%) ó (250 mg en 250 cc SF 0,9% ó SG5%). Concentración: 1 mg/ml.				
Peso (kg)	**0,05 mg/kg/h**	**0,1 mg/kg/h**	**0,2 mg/kg/h**	**0,3 mg/kg/h**	**0,4 mg/kg/h**
1	0,05 ml/h	0,1 ml/h	0,2 ml/h	0,3 ml/h	0,4 ml/h
2	0,1 ml/h	0,2 ml/h	0,4 ml/h	0,6 ml/h	0,8 ml/h
3	0,15 ml/h	0,3 ml/h	0,6 ml/h	0,9 ml/h	1,2 ml/h
4	0,2 ml/h	0,4 ml/h	0,8 ml/h	1,2 ml/h	1,6 ml/h
5	0,25 ml/h	0,5 ml/h	1 ml/h	1,5 ml/h	2 ml/h
6	0,3 ml/h	0,6 ml/h	1,2 ml/h	1,8 ml/h	2,4 ml/h
7	0,35 ml/h	0,7 ml/h	1,4 ml/h	2,1 ml/h	2,8 ml/h
8	0,4 ml/h	0,8 ml/h	1,6 ml/h	2,4 ml/h	3,2 ml/h
9	0,45 ml/h	0,9 ml/h	1,8 ml/h	2,7 ml/h	3,6 ml/h
10	0,5 ml/h	1 ml/h	2 ml/h	3 ml/h	4 ml/h
15	0,75 ml/h	1,5 ml/h	3 ml/h	4,5 ml/h	6 ml/h
20	1 ml/h	2 ml/h	4 ml/h	6 ml/h	8 ml/h
25	1,25 ml/h	2,5 ml/h	5 ml/h	7,5 ml/h	10 ml/h
30	1,5 ml/h	3 ml/h	6 ml/h	9 ml/h	12 ml/h
35	1,75 ml/h	3,5 ml/h	7 ml/h	10,5 ml/h	14 ml/h
40	2 ml/h	4 ml/h	8 ml/h	12 ml/h	16 ml/h
45	2,25 ml/h	4,5 ml/h	9 ml/h	13,5 ml/h	18 ml/h
50	2,5 ml/h	5 ml/h	10 ml/h	15 ml/h	20 ml/h
55	2,75 ml/h	5,5 ml/h	11 ml/h	16,5 ml/h	22 ml/h
60	3 ml/h	6 ml/h	12 ml/h	18 ml/h	24 ml/h
65	3,25 ml/h	6,5 ml/h	13 ml/h	19,5 ml/h	26 ml/h
70	3,5 ml/h	7 ml/h	14 ml/h	21 ml/h	28 ml/h

42.   MILRINONA

DESCRIPCIÓN DEL FÁRMACO:

- *Cardiotónico inhibidor de la fosfodiesterasa.*
- *Perfil similar a amrinona no comercializado en España.*
- *Uso limitado a la ICC severa.*
- *Contraindicaciones: Miocardiopatía hipertrófica, valvulopatía obstructiva aortica o pulmonar.*
- *Efectos secundarios: Arritmia ventricular, hipotensión, cefalea, fiebre, náuseas, vómitos, hepatotoxicidad, hipopotasemia, trombocitopenia.*

PRESENTACIÓN:

Ampolla 1 mg/1 ml.

DOSIS:

Dosis de inicio (bolos I.V.):

Bolo de 50-75 mcg/kg IV.

Este bolo de carga debe administrarse en 10-60 min.

Tabla de BOLO DE MILRINONA de dosis en mg/kg ajusta-dos a peso.		
Peso (kg)	**50 mcg/kg**	**75 mcg/kg**
1	0,05 mg	0,075 mg
2	0,1 mg	0,15 mg
3	0,15 mg	0,225 mg
4	0,2 mg	0,3 mg
5	0,25 mg	0,375 mg
6	0,3 mg	0,45 mg
7	0,35 mg	0,525 mg
8	0,4 mg	0,6 mg
9	0,45 mg	0,675 mg
10	0,5 mg	0,75 mg
15	0,75 mg	1,125 mg
20	1 mg	1,5 mg
25	1,25 mg	1,875 mg
30	1,5 mg	2,25 mg
35	1.75 mg	2.625 mg
40	2 mg	3 mg
45	2,25 mg	3,375 mg
50	2,5 mg	3,75 mg
55	2,75 mg	4,125 mg
60	3 mg	4,5 mg
65	3,25 mg	4,875 mg
70	3,5 mg	5,25 mg

Perfusión de Mantenimiento:

Perfusión de (5 mg en 50 cc de SG5%) concentración de 0,1mg/ml=100mcg/ml.

Dosis: 0,25-0,75 mcg/Kg/min, la literatura engloba dosis de hasta 1 mcg/kg/min inusuales.

Tabla de perfusión IV de MILRINONA en ml/h, de dosis en mcg/kg/min ajustados a peso.			
Dilución de: 5 mg (= 5 ampollas) en 50 cc de SG5% **concentración** de 0,1mg/ml=100mcg/ml.			
Pe-so (kg)	0,375 mcg/kg/min	0,5 mcg/kg/min	0,75 mcg/kg/min	1 mcg/kg/min
1	0,225 ml/h	0,3 ml/h	0,45 ml/h	0,6 ml/h
2	0,45 ml/h	0,6 ml/h	0,9 ml/h	1,2 ml/h
3	0,675 ml/h	0,9 ml/h	1,35 ml/h	1,8 ml/h
4	0,9 ml/h	1,2 ml/h	1,8 ml/h	2,4 ml/h
5	1,125 ml/h	1,5 ml/h	2,25 ml/h	3 ml/h
6	1,35 ml/h	1,8 ml/h	2,7 ml/h	3,6 ml/h
7	1,575 ml/h	2,1 ml/h	3,15 ml/h	4,2 ml/h
8	1,8 ml/h	2,4 ml/h	3,6 ml/h	4,8 ml/h
9	2,025 ml/h	2,7 ml/h	4,05 ml/h	5,4 ml/h
10	2,25 ml/h	3 ml/h	4,5 ml/h	6 ml/h
15	3,375 ml/h	4,5 ml/h	6,75 ml/h	9 ml/h
20	4,5 ml/h	6 ml/h	9 ml/h	12 ml/h
25	5,625 ml/h	7,5 ml/h	11,25 ml/h	15 ml/h
30	6,75 ml/h	9 ml/h	13,5 ml/h	18 ml/h
35	7,875 ml/h	10,5 ml/h	15,75 ml/h	21 ml/h
40	9 ml/h	12 ml/h	18 ml/h	24 ml/h
45	10,125 ml/h	13,5 ml/h	20,25 ml/h	27 ml/h
50	11,25 ml/h	15 ml/h	22,5 ml/h	30 ml/h
55	12,375 ml/h	16,5 ml/h	24,75 ml/h	33 ml/h
60	13,5 ml/h	18 ml/h	27 ml/h	36 ml/h
65	14,625 ml/h	19,5 ml/h	29,25 ml/h	39 ml/h
70	15,75 ml/h	21 ml/h	31,5 ml/h	42 ml/h

43.   MORFINA-
VER CLORURO MÓRFICO 12, (pág 67).

44. NALOXONA (Naloxone®)

DESCRIPCIÓN DEL FÁRMACO:

- *Antagonista opioide usado como antídoto en depresión respiratoria por opioides (ej: morfina, fentanilo…).*
- *Su Vida media es corta (vigilar reaparición de síntomas de intoxicación a la hora de su administración). Vida media de Naloxona 15-40 minutos, mientras que la Vm de Heroína 2 horas y Metadona 24-36 horas.*
- *Síndrome de abstinencia (náuseas, vómitos, hipertensión, taquicardia, sudoración, diarrea).*
- *Se puede administrar también vía endotraqueal (doble o triple dosis de la habitual diluida en 10 ml de SF0,9%) o vía I.M.*

PRESENTACIÓN:

Ampolla 0,4 mg/1 ml.

DOSIS:

Dosis de inicio (bolos i.v.):

En la intoxicación aguda bolo de 0,01-0,1 mg/kg hasta el máximo de 2 mg (5 ampollas)

Se puede repetir la dosis cada 2-3 min hasta reversión de los síntomas.

Peso (kg)	0,01 mg/ kg	0,02 mg/ kg	0,03 mg/ kg	0,04 mg/ kg	0,05 mg/ kg	0,06 mg/ kg	0,07 mg/ kg	0,08 mg/ kg	0,09 mg/ kg	0,1 mg/ kg
Tabla de bolos de ANTÍDOTO NALOXONA IV, ajustados a peso en mg.										
1	0,01	0,02	0,03	0,04	0,05	0,06	0,07	0,08	0,09	0,1
2	0,02	0,04	0,06	0,08	0,1	0,12	0,14	0,16	0,18	0,2
3	0,03	0,06	0,09	0,12	0,15	0,18	0,21	0,24	0,27	0,3
4	0,04	0,08	0,12	0,16	0,2	0,24	0,28	0,32	0,36	0,4
5	0,05	0,1	0,15	0,2	0,25	0,3	0,35	0,4	0,45	0,5
6	0,06	0,12	0,18	0,24	0,3	0,36	0,42	0,48	0,54	0,6
7	0,07	0,14	0,21	0,28	0,35	0,42	0,49	0,56	0,63	0,7
8	0,08	0,16	0,24	0,32	0,4	0,48	0,56	0,64	0,72	0,8
9	0,09	0,18	0,27	0,36	0,45	0,54	0,63	0,72	0,81	0,9
10	0,1	0,2	0,3	0,4	0,5	0,6	0,7	0,8	0,9	1
15	0,15	0,3	0,45	0,6	0,75	0,9	1,05	1,2	1,35	1,5
20	0,2	0,4	0,6	0,8	1	1,2	1,4	1,6	1,8	2
25	0,25	0,5	0,75	1	1,25	1,5	1,75	2	2 *	2 *
30	0,3	0,6	0,9	1,2	1,5	1,8	2 *	2 *	2 *	2 *
35	0,35	0,7	1,05	1,4	1,75	2 *	2 *	2 *	2 *	2 *
40	0,4	0,8	1,2	1,6	2 *	2 *	2 *	2 *	2 *	2 *
45	0,45	0,9	1,35	1,8	2 *	2 *	2 *	2 *	2 *	2 *
50	0,5	1	1,5	2	2 *	2 *	2 *	2 *	2 *	2 *
55	0,55	1,1	1,65	2 *	2 *	2 *	2 *	2 *	2 *	2 *
60	0,6	1,2	1,8	2 *	2 *	2 *	2 *	2 *	2 *	2 *
65	0,65	1,3	1,95	2 *	2 *	2 *	2 *	2 *	2 *	2 *
70	0,7	1,4	2 *	2 *	2 *	2 *	2 *	2 *	2 *	2 *

2 * máxima dosis, a pesar del cálculo por peso que supera los 2 mg máximos.

Si recaída, perfusión I.V. continua:

Dilución:(5 ampollas = 2 mg en 100 cc de SF 0,9% o SG5%) concentración 20 mcg/ml

Dosis de 2 a 10 mcg/Kg/h.

Peso (kg)	2 mcg/kg/h	3 mcg/kg/h	4 mcg/kg/h	5 mcg/kg/h	6 mcg/kg/h	7 mcg/kg/h	8 mcg/kg/h	9 mcg/kg/h	10 mcg/kg/h
Tabla de perfusión de ANTÍDOTO NALOXONA, ajustados a peso en ml/h.									
Dilución: 2 mg (= 5 ampollas) en 100 cc de SF 0,9% o SG5%. **concentración 20 mcg/ml**									
1	0.1 ml/h	0.15 ml/h	0.2 ml/h	0.25 ml/h	0.3 ml/h	0.35 ml/h	0.4 ml/h	0.45 ml/h	0.5 ml/h
2	0.2 ml/h	0.3 ml/h	0.4 ml/h	0.5 ml/h	0.6 ml/h	0.7 ml/h	0.8 ml/h	0.9 ml/h	1 ml/h
3	0.3 ml/h	0.45 ml/h	0.6 ml/h	0.75 ml/h	0.9 ml/h	1.05 ml/h	1.2 ml/h	1.35 ml/h	1.5 ml/h
4	0.4 ml/h	0.6 ml/h	0.8 ml/h	1 ml/h	1.2 ml/h	1.4 ml/h	1.6 ml/h	1.8 ml/h	2 ml/h
5	0.5 ml/h	0.75 ml/h	1 ml/h	1.25 ml/h	1.5 ml/h	1.75 ml/h	2 ml/h	2.25 ml/h	2.5 ml/h
6	0.6 ml/h	0.9 ml/h	1.2 ml/h	1.5 ml/h	1.8 ml/h	2.1 ml/h	2.4 ml/h	2.7 ml/h	3 ml/h
7	0.7 ml/h	1.05 ml/h	1.4 ml/h	1.75 ml/h	2.1 ml/h	2.45 ml/h	2.8 ml/h	3.15 ml/h	3.5 ml/h
8	0.8 ml/h	1.2 ml/h	1.6 ml/h	2 ml/h	2.4 ml/h	2.8 ml/h	3.2 ml/h	3.6 ml/h	4 ml/h
9	0.9 ml/h	1.35 ml/h	1.8 ml/h	2.25 ml/h	2.7 ml/h	3.15 ml/h	3.6 ml/h	4.05 ml/h	4.5 ml/h
10	1 ml/h	1.5 ml/h	2 ml/h	2.5 ml/h	3 ml/h	3.5 ml/h	4 ml/h	4.5 ml/h	5 ml/h
15	1.5 ml/h	2.25 ml/h	3 ml/h	3.75 ml/h	4.5 ml/h	5.25 ml/h	6 ml/h	6.75 ml/h	7.5 ml/h
20	2 ml/h	3 ml/h	4 ml/h	5 ml/h	6 ml/h	7 ml/h	8 ml/h	9 ml/h	10 ml/h
25	2.5 ml/h	3.75 ml/h	5 ml/h	6.25 ml/h	7.5 ml/h	8.75 ml/h	10 ml/h	11.25 ml/h	12.5 ml/h
30	3 ml/h	4.5 ml/h	6 ml/h	7.5 ml/h	9 ml/h	10.5 ml/h	12 ml/h	13.5 ml/h	15 ml/h
35	3.5 ml/h	5.25 ml/h	7 ml/h	8.75 ml/h	10.5 ml/h	12.25 ml/h	14 ml/h	15.75 ml/h	17.5 ml/h
40	4 ml/h	6 ml/h	8 ml/h	10 ml/h	12 ml/h	14 ml/h	16 ml/h	18 ml/h	20 ml/h
45	4.5 ml/h	6.75 ml/h	9 ml/h	11.25 ml/h	13.5 ml/h	15.75 ml/h	18 ml/h	20.25 ml/h	22.5 ml/h

Tabla de perfusión de ANTÍDOTO NALOXONA, ajustados a peso en ml/h.									
Dilución: 2 mg (= 5 ampollas) en 100 cc de SF 0,9% o SG5%. concentración 20 mcg/ml									
Peso (kg)	**2 mcg/ kg/h**	**3 mcg/ kg/h**	**4 mcg/ kg/h**	**5 mcg/ kg/h**	**6 mcg/ kg/h**	**7 mcg/ kg/h**	**8 mcg/ kg/h**	**9 mcg/ kg/h**	**10 mcg/ kg/h**
50	5 ml/h	7.5 ml/h	10 ml/h	12.5 ml/h	15 ml/h	17.5 ml/h	20 ml/h	22.5 ml/h	25 ml/h
55	5.5 ml/h	8.25 ml/h	11 ml/h	13.75 ml/h	16.5 ml/h	19.25 ml/h	22 ml/h	24.75 ml/h	27.5 ml/h
60	6 ml/h	9 ml/h	12 ml/h	15 ml/h	18 ml/h	21 ml/h	24 ml/h	27 ml/h	30 ml/h
65	6.5 ml/h	9.75 ml/h	13 ml/h	16.25 ml/h	19.5 ml/h	22.75 ml/h	26 ml/h	29.25 ml/h	32.5 ml/h
70	7 ml/h	10.5 ml/h	14 ml/h	17.5 ml/h	21 ml/h	24.5 ml/h	28 ml/h	31.5 ml/h	35 ml/h

45.   NIMODIPINO:

DESCRIPCIÓN DEL FÁRMACO:

- *Calcio antagonista (dihidropiridina) de perfil similar al nifedipino pero con acción más intensa sobre vasos cerebrales.*
- *Indicado en la prevención del vasoespasmo asociado a hemorragia subaracnoidea espontánea.*
- *Administración siempre por vía central.*
- *La infusión I.V. de los viales se recomienda proteger de la luz el frasco infusor, la bomba y el equipo de infusión.*
- *También puede diluirse 2 viales en 1000 ml de SF ó SG5%.*
- *Evitar en hemorragia subaracnoidea de origen traumático, no es una indicación.*
- *Efectos secundarios: eritema facial, edemas, taquicardia, nerviosismo, espasmo esofágico, tos, vértigo, hipotensión, sensación de calor, bradicardia, elevación de las transaminasas, somnolencia.*
- *Indicado en el tratamiento de Hemorragia subaracnoidea, por rotura de aneurisma, cuanto antes y con espacio desde sangrado máximo 4 días y se continua hasta 14 días.*

PRESENTACIÓN:

I.V. solución de perfusión 0,2 mg/ml en 50 ml. (10 mg)

Comprimidos de 30 mg.

DOSIS

IV: En niños administración por vía central IV 15 mcg/kg/h en las primeras dos horas, seguido de 15-45 mcg/kg/h.
Si inestabilidad hemodinámica dosis de 7,5 mcg/kg/h.

Dosis orales: 0,9-1,2 mg/kg/4-6h. (máximo 60 mg/ dosis).
Perfusión I.V. continua:

IV solución de perfusión 0,2 mg/ml en 50 ml. (10 mg)
La perfusión tiene 0,2 mg/ml= 200 mcg/ml.

Tabla de NIMODIPINO de dosis en mcg/kg/h y ml/h de perfusión del vial

Peso (Kg)	7,5 mcg/kg/h	(ml/h)	15 mcg/kg/h	(ml/h)	45 mcg/kg/h	(ml/h)
1	7,5	0,04	15	0,08	45	0,225
2	15	0,075	30	0,15	90	0,45
3	22,5	0,1125	45	0,225	1,5	0,675
4	30	0,15	60	0,3	180	0,9
5	37,5	0,19	75	0,4	225	1,125
6	45	0,225	90	0,45	270	1,35
7	52,5	0,27	105	0,5	315	1,57
8	60	0,3	120	0,6	360	1,8
9	67,5	0,3375	135	0,675	405	2,025
10	75	0,375	150	0,75	450	2,25
15	112,5	0,56	225	0,11	675	3,375
20	150	0,75	300	1,5	900	4,5
25	187,5	0,937	375	1,875	1125	5,625
30	225	1,125	450	2,25	1350	6,75
35	262,5	1,312	525	2,625	1575	7,875
40	300	1,5	600	3	1800	9
45	337,5	1,687	675	3,375	2025	10,125
50	375	1,875	750	3,75	2250	11,25
55	412,5	2,06	825	4,125	2475	12,375
60	450	2,25	900	4,5	2700	13,5
65	487,5	2,43	975	4,875	2925	14,62
70	525	2,625	1050	5,25	3150	15,75

46. NITROGLICERINA (Solinitrina®)

DESCRIPCIÓN DEL FÁRMACO:

- *Nitrito vasodilatador periférico clásico.*
- *Indicado como tratamiento coadyuvante en IAM, ICC y EAP.*
- *Realizar retirada progresiva con inicio antes de suspensión (1 hora antes) de parche transdérmico en caso de IAM.*
- *Puede aparecer tolerancia a su efecto a las 24-48 horas de su inicio.*
- *Se puede administrar en SF. pero se prefiere SG5% para disminuir aporte salino.*
- *Usar siempre vasos de vidrio o polietileno sin PVC (los sistemas de infusión de PVC pueden absorber hasta el 80% de la NTG diluida).*
- *Efectos secundarios: vasodilatación (hipotensión, taquicardia, rubefacción), metahemoglobinemia (cianosis, acidosis metabólica), cefalea, vómitos, diarrea sanguinolenta.*
- *Si hipotensión el tratamiento es Fluidoterapia, elevación MMII y α-adrenérgicos si persistencia.*
- *En caso de metahemoglobinemia el tratamiento es azul de metileno 1-2 mg/Kg I.V. y O2 a flujo alto. Contraindicada la adrenalina.*
- *Tiempos de acción:*

  Inicio: 2 a 5 segundos.

  Máxima acción: 3 a 6 minutos.

  Duración acción: 3 a 10 minutos.

PRESENTACIÓN:

    a) Ampolla 5 mg/5 ml (concentración 1 mg/ml)

    b) Existe una formulación Forte 50 mg/10 ml (5 mg/ml).

DOSIS: 1-10 mcg/kg/min, normalmente de 1-3 mcg/kg/min.

Perfusión continua: 5 ampollas (25 mg) en 250 cc SG5% [0,1 mg/ml=100 mcg/ml].

Tabla de **NITROGLICERINA** en ml/h ajustados a peso.		
Dilución: 25 mg (=5 ampollas) en 250 cc SG5%.		
Cocentración: [0,1 mg/ml=100 mcg/ml].		
Peso (Kg)	**1 mcg/kg/min (ml/h)**	**2 mcg/kg/min (ml/h)**	**3 mcg/kg/min (ml/h)**
1	0,6	1,2	1,8
2	1,2	2,4	3,6
3	1,8	3,6	5,4
4	2,4	4,8	7,2
5	3	6	9
6	3,6	7,2	10,8
7	4,2	8,4	12,6
8	4,8	9,6	14,4
9	5,4	10,8	16,2
10	6	12	18
15	9	18	27
20	12	24	36
25	15	30	45
30	18	36	54
35	21	42	63
40	24	48	72
45	27	54	81
50	30	60	90
55	33	66	99
60	36	72	108
65	39	78	117
70	42	84	126

47. NITROPRUSIATO SÓDICO
(Nitroprussiat Fides®)

DESCRIPCIÓN DEL FÁRMACO:

- *Vasodilatador periférico directo de uso I.V. y Vm corta (duración acción: 2 a 5 min).*
- *Indicaciones: urgencias hipertensivas, feocromocitoma, aneurisma disecante de Aorta.*
  - *Se ha usado en ICC refractaria (a dosis de 0,5 µg/Kg/min incrementando dosis cada 5 min hasta TA ≤ 80 ó PCP ≤ 15), intoxicación por alcaloides del cornezuelo del centeno*
- *Si se administran dosis >2 µg/Kg/min y/o perfusión >48 horas, monitorizar niveles plasmáticos de cianuro y tiocianato principalmente si insuficiencia hepática o renal.*
- *La dosis máxima de 10 µg/Kg/min nunca se debe administrar > 10 minutos por elevada toxicidad por cianuro. Tratamiento sospecha intoxicación por cianuro: infundir nitrito sódico y tiosulfato sódico (no esperar a niveles metahemoglobinemia, cianuro y tiocianato).*
- *Administrar siempre con bomba volumétrica y protegiendo de la luz (usar sistemas opacos). Cambiar de perfusión cada 4 horas.*
- *Contraindicaciones: insuficiencia hepática severa, déficit de vitamina B12, atrofia óptica de Leber, coartación de aorta, toma reciente de sidenafilo..*
- *Precaución en hipotiroidismo, aumento de PIC, insuficiencia aguda coronaria o cerebrovascular.*

PRESENTACIÓN:

Vial 50 mg/5 ml (concentración 10 mg/ml)

DOSIS:

0,3 a 10 mcg/Kg/min. Raro > 4 mcg/Kg/min por efectos secundarios. <u>Perfusión continua</u>: 2 viales (100 mg) en 500 cc SG5% [0,2 mg/ml=200 mcg/ml].

Tabla de NITROPRUSIATO en ml/h ajustadas las dosis a peso.				
Dilución: 100 mg (=2 viales) en 500 cc SG5% (concentración 0,2 mg/ml=200 mcg/ml)				
Peso (Kg)	0,3 mcg/kg/min (ml/h)	0,5 mcg/kg/min (ml/h)	1 mcg/kg/min (ml/h)	4 mcg/kg/min (ml/h)
1	0,09	0,15	0,3	1,2
2	0,18	0,3	0,6	2,4
3	0,27	0,45	0,9	3,6
4	0,36	0,6	1,2	4,8
5	0,45	0,75	1,5	6
6	0,54	0,9	1,8	7,2
7	0,63	1,05	2,1	8,4
8	0,72	1,2	2,4	9,6
9	0,81	1,35	2,7	10,8
10	0,9	1,5	3	12
15	1,35	2,25	4,5	18
20	1,8	3	6	24
25	2,25	3,75	7,5	30
30	2,7	4,5	9	36
35	3,15	5,25	10,5	42
40	3,6	6	12	48
45	4,05	6,75	13,5	54
50	4,5	7,5	15	60
55	4,95	8,25	16,5	66
60	5,4	9	18	72
65	5,85	9,75	19,5	78
70	6,3	10,5	21	84

48.   NORADRENALINA
(Noradrenalina EFG®)

DESCRIPCIÓN DEL FÁRMACO:

- *Agonista adrenérgico predominante α.*
- *Útil en caso de hipotensión con presiones de llenado e IC normales o elevados.*
- *Con frecuencia se usa con Dobutamina para mejorar la hemodinámica.*
- *Efectos secundarios: arritmias, HTA, vasoconstricción periférica, necrosis y/o gangrena si extravasación, bradicardia refleja, sudoración.*
- *Administrar por vía central y diluir en SG5%.*

PRESENTACIÓN:

Ampolla 10 mg/10 ml (concentración 1 mg/ml)

- La ampolla contiene 5 mg de NA base, las dosificaciones están referidas a NA base (1 mg de L-NA bitartrato equivale a 0,5 mg de L-NA base).

DOSIS:

0,1-2 mcg/Kg/min.
Raro mayor de 1 mcg/Kg/min.

Perfusión i.v. continua:

(2 ampollas con 20 ml y 10 mg de base en 100 cc SG5%).
Concentración de 0,1mg/ml=100mcg/ml

Tabla de NORADRENALINA BASE en ml/h ajustadas las dosis a peso.

Dilución:
2 ampollas con 20 ml y 10 mg de N base en 100 cc SG5%.
Concentración de 0,1mg/ml=100mcg/ml

Pe-so (kg)	0,1 mcg/kg/min	0,2 mcg/kg/min	0,3 mcg/kg/min	0,4 mcg/kg/min	0,5 mcg/kg/min	0,6 mcg/kg/min	0,7 mcg/kg/min	0,8 mcg/kg/min	0,9 mcg/kg/min	1 mcg/kg/min
1	0,06	0,12	0,18	0,24	0,3	0,36	0,42	0,48	0,54	0,6
2	0,12	0,24	0,36	0,48	0,6	0,72	0,84	0,96	1,08	1,2
3	0,18	0,36	0,54	0,72	0,9	1,08	1,26	1,44	1,62	1,8
4	0,24	0,48	0,72	0,96	1,2	1,44	1,68	1,92	2,16	2,4
5	0,3	0,6	0,9	1,2	1,5	1,8	2,1	2,4	2,7	3
6	0,36	0,72	1,08	1,44	1,8	2,16	2,52	2,88	3,24	3,6
7	0,42	0,84	1,26	1,68	2,1	2,52	2,94	3,36	3,78	4,2
8	0,48	0,96	1,44	1,92	2,4	2,88	3,36	3,84	4,32	4,8
9	0,54	1,08	1,62	2,16	2,7	3,24	3,78	4,32	4,86	5,4
10	0,6	1,2	1,8	2,4	3	3,6	4,2	4,8	5,4	6
15	0,9	1,8	2,7	3,6	4,5	5,4	6,3	7,2	8,1	9
20	1,2	2,4	3,6	4,8	6	7,2	8,4	9,6	10,8	12
25	1,5	3	4,5	6	7,5	9	10,5	12	13,5	15
30	1,8	3,6	5,4	7,2	9	10,8	12,6	14,4	16,2	18
35	2,1	4,2	6,3	8,4	10,5	12,6	14,7	16,8	18,9	21
40	2,4	4,8	7,2	9,6	12	14,4	16,8	19,2	21,6	24
45	2,7	5,4	8,1	10,8	13,5	16,2	18,9	21,6	24,3	27
50	3	6	9	12	15	18	21	24	27	30
55	3,3	6,6	9,9	13,2	16,5	19,8	23,1	26,4	29,7	33
60	3,6	7,2	10,8	14,4	18	21,6	25,2	28,8	32,4	36
65	3,9	7,8	11,7	15,6	19,5	23,4	27,3	31,2	35,1	39
70	4,2	8,4	12,6	16,8	21	25,2	29,4	33,6	37,8	42

49.   PENTOBARBITAL
Coma barbitúrico

DESCRIPCIÓN DEL FÁRMACO:

- Para inducir un coma barbitúrico, en estatus epiléptico refractario a medidas, IOT y conexión a ventilación mecánica protectora más monitorización EEG-continua.
- Efectos secundarios: apnea, hipotensión, descenso del gasto cardiaco, disminución del flujo renal, coma.

PRESENTACIÓN:

- Ampolla de 50 mg/1 ml (concentración 50 mg/ml)

DOSIS:

Bolo de 3-10 mg/kg/IV máximo de 100 mg dosis.
Seguido de perfusión 1-5 mg/kg/h.

Tabla de bolo inductor de coma barbitúrico con PENTOBARBITAL ajustada a peso en mg.		
Peso (kg)	**3 mg/kg**	**10 mg/kg**
1	3	10
2	6	20
3	9	30
4	12	40
5	15	50
6	18	60
7	21	70
8	24	80
9	27	90
10	30	100
15	45	100*
20	60	100*
25	75	100*
30	90	100*
35	100*	100*
40	100*	100*
45	100*	100*
50	100*	100*
55	100*	100*
60	100*	100*
65	100*	100*
70	100*	100* mg

- máximo de 100 mg dosis, se supera el máximo y se ajusta al máximo.

Perfusión de coma barbitúrico con PENTOBARBITAL ajustada a peso en mg/kg/h.		
Dilución: 50 mg (=1 ampolla) en 50 ccSF. 100 mg (=2 ampolla) en 100 ccSF 500 mg (=5 ampolla) en 500 ccSF **Cocentración: mg/ml.**		
Peso (kg)	**1 mg/kg/h minima**	**5 mg/kg/h minima**
1	1 ml/h	5
2	2	10
3	3	15
4	4	20
5	5	25
6	6	30
7	7	35
8	8	40
9	9	45
10	10	50
15	15	75
20	20	100
25	25	125
30	30	150
35	35	175
40	40	200
45	45	225
50	50	250
55	55	275
60	60	300
65	65	325
70	70	350 ml/h

Perfusiones en UCI Pediátrica.

50. POTASIO- CLORURO POTÁSICO

DESCRIPCIÓN DEL FÁRMACO:

- *Ión fundamental intracelular.*
- *Concentración a nivel plasmático de 3,5 mEq/l a 5,5 mEq/l.*
- *Administración en bomba intravenosa en forma de Cloruro Potásico. Las formulaciones asociadas a fosfato ver fosfato mono y dipotásico.*
- *Monitorización con ECG.*
- *Máxima dosis de 40mEq/ dosis.*
- *Diluir siempre antes de administrar.*
- *Concentraciones:*
  - ➢ *Para vena periférica máxima de 80 mEq/L.*
  - ➢ *Para catéter venoso central de 150 mEq/L.*
  - ➢ *Velocidad máxima de 1 mEq/kg/h.*

PRESENTACIÓN:

- Ampollas de 10 ml 1M: 1mEq mg/1 ml.
- Ampollas 2 M; 2mEq mg/1 ml.
- Solución de 5 ml = 1,32 g (concentración 1mEq mg/1 ml.)

DOSIS:

Necesidades basales: 2-3 mEq/kg/día.
Hipopotasemia grave: 0,5-1 mEq/kg en 1-2 horas.

Perfusiones en UCI Pediátrica.

51.   PROPOFOL (Diprivan®):

DESCRIPCIÓN DEL FÁRMACO:

- *Anestésico general de la familia de los alquilfenoles con rápida inducción y recuperación de la sedación*
- *No utilizar por la misma vía que Atracurio sin lavado previo.*
- *Aporte calórico de 1 kcal/ml. Monitorizar triglicéridos plasmáticos.*
- *No dar si alergia al huevo.*
- *Efectos secundarios: náuseas, tos, hipo, bradicardia (cronotrópico negativo) hipotensión (vasodilatador, mayor en >65 años y si administración rápida). Infusión prolongada (> 35 horas) de dosis > 5 mg/Kg/h se ha asociada a PCR y "Síndrome de infusión del Propofol" (shock cardiogénico, trastornos de la conducción, rabdomiolisis, acidosis metabólica e hiperpotasemia).*

PRESENTACIÓN: no precisa dilución.

a) Solución al 1% (10 mg/ml): ampolla 200 mg/20 ml (también frasco de 50 ml con 500 mg y frasco 100 ml con 1.000 mg)
b) Solución al 2% (20 mg/ml): vial 1.000 mg/50 ml

DOSIS:

Sedación ligera (técnicas quirúrgicas y diagnósticas): solución a 1%. Dosis inicial 0,5 a 1 mg/Kg.

Tabla de Dosis de PROPOFOL (DIPRIVAN®) en mg/kg para sedación ligera.		
Peso (kg)	0.5 mg/kg	1 mg/kg
1	0,5 mg	1
2	1	2
3	1,5	3
4	2	4
5	2,5	5
6	3	6
7	3,5	7
8	4	8
9	4,5	9
10	5	10
15	7,5	15
20	10	20
25	12,5	25
30	15	30
35	17,5	35
40	20	40
45	22,5	45
50	25	50
55	27,5	55
60	30	60
65	32,5	65
70	35	70 mg

<u>Inducción IOT:</u> solución al 1%.

Según edad: < 55 años: 1,5 a 2,5 mg/Kg;

> 55 años: 0,7 a 1 mg/Kg

Dosis de PROPOFOL (DIPRIVAN® 1% 10mg/ml) en mg/kg para INDUCCIÓN IOT			
Peso (kg)	**0.7 mg/kg**	**1 mg/kg**	**1.5 mg/kg**	**2 mg/kg**
1	0,7	1	1,5	2
2	1,4	2	3	4
3	2,1	3	4,5	6
4	2,8	4	6	8
5	3,5	5	7,5	10
6	4,2	6	9	12
7	4,9	7	10,5	14
8	5,6	8	12	16
9	6,3	9	13,5	18
10	7	10	15	20
15	10,5	15	22,5	30
20	14	20	30	40
25	17,5	25	37,5	50
30	21	30	45	60
35	24,5	35	52,5	70
40	28	40	60	80
45	31,5	45	67,5	90
50	35	50	75	100
55	38,5	55	82,5	110
60	42	60	90	120
65	45,5	65	97,5	130
70	49	70	105	140 mg

<u>Mantenimiento sedación:</u> lo habitual 1 a 5 mg/Kg/h. Solución al 2%. Y

Si se utiliza al 1% se debe multiplicar por 2 la dosis en ml/h

Perfusión Continua de PROPOFOL (DIPRIVAN 1%®) (concentración 10 mg/ml), en ml/hora.					
Peso (kg)	0,5 mg/kg/h	1 mg/kg/h	2 mg/kg/h	3 mg/kg/h	4 mg/kg/h	5 mg/kg/h
1	0,05	0,1	0,2	0,3	0,4	0,5
2	0,1	0,2	0,4	0,6	0,8	1
3	0,15	0,3	0,6	0,9	1,2	1,5
4	0,2	0,4	0,8	1,2	1,6	2
5	0,25	0,5	1	1,5	2	2,5
6	0,3	0,6	1,2	1,8	2,4	3
7	0,35	0,7	1,4	2,1	2,8	3,5
8	0,4	0,8	1,6	2,4	3,2	4
9	0,45	0,9	1,8	2,7	3,6	4,5
10	0,5	1	2	3	4	5
15	0,75	1,5	3	4,5	6	7,5
20	1	2	4	6	8	10
25	1,25	2,5	5	7,5	10	12,5
30	1,5	3	6	9	12	15
35	1,75	3,5	7	10,5	14	17,5
40	2	4	8	12	16	20
45	2,25	4,5	9	13,5	18	22,5
50	2,5	5	10	15	20	25
55	2,75	5,5	11	16,5	22	27,5
60	3	6	12	18	24	30
65	3,25	6,5	13	19,5	26	32,5
70	3,5	7	14	21	28	35

Perfusión Continua de PROPOFOL (DIPRIVAN 2%®) en ml/hora (concentración 20 mg/ml)					
Peso (kg)	0.5 mg/kg/h	1 mg/kg/h	2 mg/kg/h	3 mg/kg/h	4 mg/kg/h	5 mg/kg/h
1	0,025	0,05	0,1	0,15	0,2	0,25
2	0,05	0,1	0,2	0,3	0,4	0,5
3	0,075	0,15	0,3	0,45	0,6	0,75
4	0,1	0,2	0,4	0,6	0,8	1
5	0,125	0,25	0,5	0,75	1	1,25
6	0,15	0,3	0,6	0,9	1,2	1,5
7	0,175	0,35	0,7	1,05	1,4	1,75
8	0,2	0,4	0,8	1,2	1,6	2
9	0,225	0,45	0,9	1,35	1,8	2,25
10	0,25	0,5	1	1,5	2	2,5
15	0,375	0,75	1,5	2,25	3	3,75
20	0,5	1	2	3	4	5
25	0,625	1,25	2,5	3,75	5	6,25
30	0,75	1,5	3	4,5	6	7,5
35	0,875	1,75	3,5	5,25	7	8,75
40	1	2	4	6	8	10
45	1,125	2,25	4,5	6,75	9	11,25
50	1,25	2,5	5	7,5	10	12,5
55	1,375	2,75	5,5	8,25	11	13,75
60	1,5	3	6	9	12	15
65	1,625	3,25	6,5	9,75	13	16,25
70	1,75	3,5	7	10,5	14	17,5

52. REMIFENTANILO (Ultiva®)

DESCRIPCIÓN DEL FÁRMACO:

- *Opioide agonista selectivo de los receptores μ, perteneciente al grupo de las anilidopiperidinas.*
- *Potencia 60-100 veces mayor que la morfina. Perfil similar a fentanilo con corta duración de acción (Vm efectiva 3-10 min).*
- *Posee un inicio de acción muy rápido lo que permite su empleo a dosis altas, consiguiendo no sólo un efecto analgésico, sino también sedante, sin riesgo de acumulación.*
- *Se metaboliza por esterasas inespecíficas.*
- *No requiere ajuste de dosis en insuficiencia renal ni en insuficiencia hepática (excepto en casos graves).*
- *No utilizar en administración epidural o intratecal (la formulación contiene glicina que puede causar neurotoxicidad).*
- *Efectos secundarios: náuseas, vómitos, depresión respiratoria, agitación, arritmias, dolor y rigidez torácica.*

PRESENTACIÓN:

a) Vial reconstruible de 1 mg/3 ml

b) Vial reconstruible 2 mg/5 ml

c) Vial reconstruible 5 mg/10 ml

DOSIS:

Equivalencia de dosis:

µg/Kg/min	µg/Kg/h
0,025	1,5
0,05	3
0,075	4,5
0,10	6
0,125	7,5
0,15	9
0,175	10,5
0,20	12
0,25	15

Dilución:

Dilución de 5 mg en 250 cc SF 0,9% ó SG5%, concentración de 20 mcg/ml.

Dilución de 5 mg en 100 cc SF 0,9% ó SG5%, concentración de 50 mcg/ml.

Perfusión continua en analgesia consciente:

De 1,5 a 6 µg/Kg/h (0,025-0,10 µg/Kg/min).

Perfusión Continua de Remifentanilo- ULTIVA *(en sedación consciente)* en ml/hora. Dilución de 5 mg (ampolla de 10 ml) en 250 cc SF 0,9% ó SG5%, concentración de 20 mcg/ml.			
Peso (kg)	0,025 mcg/kg/min 1,5 mcg/kg/h	0,05 mcg/kg/min 3 mcg/kg/h	0,075 mcg/kg/min. 4,5 mcg/kg/h	0,1 mcg/kg/min 6 mcg/kg/h
1	0,075	0,15	0,225	0,3
2	0,15	0,3	0,45	0,6
3	0,225	0,45	0,675	0,9
4	0,3	0,6	0,9	1,2
5	0,375	0,75	1,125	1,5
6	0,45	0,9	1,35	1,8
7	0,525	1,05	1,575	2,1
8	0,6	1,2	1,8	2,4
9	0,675	1,35	2,025	2,7
10	0,75	1,5	2,25	3
15	1,125	2,25	3,375	4,5
20	1,5	3	4,5	6
25	1,875	3,75	5,625	7,5
30	2,25	4,5	6,75	9
35	2,625	5,25	7,875	10,5
40	3	6	9	12
45	3,375	6,75	10,125	13,5
50	3,75	7,5	11,25	15
55	4,125	8,25	12,375	16,5
60	4,5	9	13,5	18
65	4,875	9,75	14,625	19,5
70	5,25	10,5	15,75	21

Perfusión continua en sedoanalgesia (IOT):

Dilución de 5 mg en 100 cc SF 0,9% ó SG5%, concentración de 50 mcg/ml.Inicio 6-9 µg/Kg/h (0,10-0,15 µg/Kg/min); intermedia 12 µg/Kg/h (0,20 µg/Kg/min); máxima 15 µg/Kg/h (0,25 µg/Kg/min).

Perfusión Continua de Remifentanilo- ULTIVA *(en intubados)* en ml/hora			
Dilución de 5 mg (ampolla de 10 ml) en 100 cc SF 0,9% ó SG5%, concentración de 50 mcg/ml.			
Peso (kg)	0,1 mcg/kg/min 6 mcg/kg/h	0,15 mcg/kg/min 9 mcg/kg/h	0,2 mcg/kg/min 12 mcg/kg/h	0,25 mcg/kg/min 15 mcg/kg/h
1	0,12	0,18	0,24	0,3
2	0,24	0,36	0,48	0,6
3	0,36	0,54	0,72	0,9
4	0,48	0,72	0,96	1,2
5	0,6	0,9	1,2	1,5
6	0,72	1,08	1,44	1,8
7	0,84	1,26	1,68	2,1
8	0,96	1,44	1,92	2,4
9	1,08	1,62	2,16	2,7
10	1,2	1,8	2,4	3
15	1,8	2,7	3,6	4,5
20	2,4	3,6	4,8	6
25	3	4,5	6	7,5
30	3,6	5,4	7,2	9
35	4,2	6,3	8,4	10,5
40	4,8	7,2	9,6	12
45	5,4	8,1	10,8	13,5
50	6	9	12	15
55	6,6	9,9	13,2	16,5
60	7,2	10,8	14,4	18
65	7,8	11,7	15,6	19,5
70	8,4	12,6	16,8	21

53. ROCURONIO, BROMURO (Esmeron®):

DESCRIPCIÓN DEL FÁRMACO:

- *Bloqueante no despolarizante esteroideo, 6 a 8 veces menos potente que el Vecuronio.*
- *Perfil similar al Atracurio pero con inicio de acción más rápido (1 a 2 minutos) y mayor duración (20 a 60 minutos).*
- *Mínima histamino liberación. Buena estabilidad hemodinámica.*
- *Eliminación renal 30%, resto vía hepatobiliar. Puede usarse en insuficiencia renal, aunque presenta prolongación de acción en insuficiencia renal o hepática.*
- *Efectos secundarios: taquicardia e hipertensión (efecto vagolítico). También bradicardia, hipotensión, broncoespasmo, prurito, eritema, vómitos.*
- *Antídoto: Sugammadex (Bridion®).*

PRESENTACIÓN:

Concentración 10 mg/ml en todas las presentaciones.

Viales de 5 ml (50 mg) y Ampollas de 100 mg en 10 ml.

DOSIS:
Inducción IOT: 0,45 a 0,6 mg/Kg.

Dosis de Rocuronio, Bromuro (Esmeron®) *para Inducción IOT* en mg/kg.		
Peso (kg)	**0.45 mg/kg**	**0.6 mg/kg**
1	0,45	0,6
2	0,9	1,2
3	1,35	1,8
4	1,8	2,4
5	2,25	3
6	2,7	3,6
7	3,15	4,2
8	3,6	4,8
9	4,05	5,4
10	4,5	6
15	6,75	9
20	9	12
25	11,25	15
30	13,5	18
35	15,75	21
40	18	24
45	20,25	27
50	22,5	30
55	24,75	33
60	27	36
65	29,25	39
70	31,5	42 mg

<u>Perfusión continua</u> (300 mg en 100 cc SF0.9%, SG5% ó Ringer Lactato): Empezar por 10 µg/Kg/min y después ajustar entre 4-16 µg/Kg/min.

Perfusión de Rocuronio (Esmeron®) en ml/hora						
Dilución de 300 mg (=3 ampollas de 100 mg) en 100 cc SF, SG5% ó RL. **(concentración 3 mg/ml)**						
Peso (kg)	4 µg/Kg/min	6 µg/Kg/min	8 µg/Kg/min	10 µg/Kg/min	12 µg/Kg/min	14 µg/Kg/min	16 µg/Kg/min
1	0,08	0,12	0,16	0,2	0,24	0,28	0,32
2	0,16	0,24	0,32	0,4	0,48	0,56	0,64
3	0,24	0,36	0,48	0,6	0,72	0,84	0,96
4	0,32	0,48	0,64	0,8	0,96	1,12	1,28
5	0,4	0,6	0,8	1	1,2	1,4	1,6
6	0,48	0,72	0,96	1,2	1,44	1,68	1,92
7	0,56	0,84	1,12	1,4	1,68	1,96	2,24
8	0,64	0,96	1,28	1,6	1,92	2,24	2,56
9	0,72	1,08	1,44	1,8	2,16	2,52	2,88
10	0,8	1,2	1,6	2	2,4	2,8	3,2
15	1,2	1,8	2,4	3	3,6	4,2	4,8
20	1,6	2,4	3,2	4	4,8	5,6	6,4
25	2	3	4	5	6	7	8
30	2,4	3,6	4,8	6	7,2	8,4	9,6
35	2,8	4,2	5,6	7	8,4	9,8	11,2
40	3,2	4,8	6,4	8	9,6	11,2	12,8
45	3,6	5,4	7,2	9	10,8	12,6	14,4
50	4	6	8	10	12	14	16
55	4,4	6,6	8,8	11	13,2	15,4	17,6
60	4,8	7,2	9,6	12	14,4	16,8	19,2
65	5,2	7,8	10,4	13	15,6	18,2	20,8
70	5,6	8,4	11,2	14	16,8	19,6	22,4

54.   SALBUTAMOL (Ventolin®)

DESCRIPCIÓN DEL FÁRMACO:

- *B2 agonista selectivo de vida media corta.*
- *Broncodilatación por relajación musculatura lisa bronquial, estimula movimiento ciliar e inhiben la liberación de mediadores por los mastocitos.*
- *Produce hipopotasemia e hiperglucemia.*
- *Efectos secundarios: cefalea, temblor de manos, palpitaciones, taquicardia, broncoespasmo paradójico, hipokalemia, hipotensión, náuseas, vómitos, sudoración, nerviosismo, hiperactividad.*

PRESENTACIÓN:

a) Ampolla 500 mcg/1 ml (0,5 mg/1 ml)
b) Aerosol 100 mcg/pulsación (200 dosis)
c) Solución para inhalación 0,5% de 10 y 20 ml con 5mg/ml

DOSIS:

Dosis en inhalación pulverizada: 2-4 pufs (200-400 mcg)/6-8 horas

Dosis en inhalación con nebulizador: 2,5-5 mg (0,5-1 ml de la solución 0,5%) diluidos en 2-5 ml de SSF, administrados durante 15 min con nebulizador y aire enriquecido/4-6 horas

Dosis en hiperpotasemia: 1 ampolla (0,5 mg) en 100 cc de SF0.9% ó SG5% a pasar en 20 minutos.

Dosis IV en ESTATUS ASMÁTICO: Bolo de 5 mcg/kg en 10 minutos seguido de perfusión de mantenimiento de 0,1-2 mcg/kg/min.

BOLO IV: Si diluimos una ampolla de 500 mcg en 100 cc de SF, cada ml contiene 5mcg, de ahí podemos convertir el bolo en ml a pasar en 10 min.

Tabla de bolo IV en el estatus asmático ajustado a peso en mcg a pasar en 10 min.		
Peso (kg)	**5 mcg/kg**	**una ampolla de 500 mcg / 100 cc de SF**
1	5 mcg	5 ml
2	10	10 ml
3	15	15 ml
4	20	20 ml
5	25	25 ml
6	30	30 ml
7	35	35 ml
8	40	40 ml
9	45	45 ml
10	50	50 ml
15	75	75 ml
20	100	100 ml
25	125	125 ml ó un cuarto de ampolla sin diluir
30	150	
35	175	
40	200	
45	225	
50	250	Media ampolla sin diluir
55	275	
60	300	
65	325	
70	350 mcg	

Perfusión i.v. continua:

 Dosis de 0,05 a 2 µg/kg/min (aumentar a razón de 0,1 µg/Kg/min cada 15 minutos hasta un máximo de 4 µg/Kg/min).

Dilución de 10 ampollas 5 mg en 100 de SF (concentración 1cc =50 mcg).

Poco útil salvo para los menores de 10 kg.
Aporta exceso de volumen.

Perfusión de salbutamol IV. En ml/h para peso <10 kg.											
Dilución de 10 ampollas= 5mg en 100 de SF.											
concentración 1cc/50mcg.											
Peso (kg)	0,1 mcg/k g/m in	0,15 mcg/k g/m in	0,2 mcg/k g/m in	0,25 mcg/k g/m in	0,5 mcg/k g/m in	0,6 mcg/k g/m in	0,7 mcg/k g/m in	0,8 mcg/k g/m in	0,9 mcg/k g/m in	1 mcg/k g/m in	2 mcg/k g/m in	4 mcg/k g/m in
1	0,12	0,18	0,24	0,3	0,6	0,72	0,84	0,96	1,08	1,2	2,4	4,8
2	0,24	0,36	0,48	0,6	1,2	1,44	1,68	1,92	2,16	2,4	4,8	9,6
3	0,36	0,54	0,72	0,9	1,8	2,16	2,52	2,88	3,24	3,6	7,2	14,4
5	0,6	0,9	1,2	1,5	3	3,6	4,2	4,8	5,4	6	12	24
6	0,72	1,08	1,44	1,8	3,6	4,32	5,04	5,76	6,48	7,2	14,4	28,8
7	0,84	1,26	1,68	2,1	4,2	5,04	5,88	6,72	7,56	8,4	16,8	33,6
8	0,96	1,44	1,92	2,4	4,8	5,76	6,72	7,68	8,64	9,6	19,2	38,4
9	1,08	1,62	2,16	2,7	5,4	6,48	7,56	8,64	9,72	10,8	21,6	43,2
10	1,2	1,8	2,4	3	6	7,2	8,4	9,6	10,8	12	24	48

Dilución de 20 ampollas 10mg en 100 de SF (concentración 1cc =100 mcg).
a doble dosis de la anterior, menos volumen.

Perfusión de salbutamol IV. En ml/h											
Dilución de 20 ampollas=10mg en 100 de SF.											
concentración 1cc/100mcg.											
Pe-so (kg)	0,1 mcg/k g/m in	0,1 5 mcg/k g/m in	0,2 mcg/k g/m in	0,2 5 mcg/k g/m in	0,5 mcg/k g/m in	0,6 mcg/k g/m in	0,7 mcg/k g/m in	0,8 mcg/k g/m in	0,9 mcg/k g/m in	1 mcg/k g/m in	2 mcg/k g/m in	4 mcg/k g/m in
1	0,06	0,09	0,12	0,15	0,3	0,36	0,42	0,48	0,54	0,6	1,2	2,4
2	0,12	0,18	0,24	0,3	0,6	0,72	0,84	0,96	1,08	1,2	2,4	4,8
3	0,18	0,27	0,36	0,45	0,9	1,08	1,26	1,44	1,62	1,8	3,6	7,2
4	0,24	0,36	0,48	0,6	1,2	1,44	1,68	1,92	2,16	2,4	4,8	9,6
5	0,3	0,45	0,6	0,75	1,5	1,8	2,1	2,4	2,7	3	6	12
6	0,36	0,54	0,72	0,9	1,8	2,16	2,52	2,88	3,24	3,6	7,2	14,4
7	0,42	0,63	0,84	1,05	2,1	2,52	2,94	3,36	3,78	4,2	8,4	16,8
8	0,48	0,72	0,96	1,2	2,4	2,88	3,36	3,84	4,32	4,8	9,6	19,2
9	0,54	0,81	1,08	1,35	2,7	3,24	3,78	4,32	4,86	5,4	10,8	21,6
10	0,6	0,9	1,2	1,5	3	3,6	4,2	4,8	5,4	6	12	24
15	0,9	1,35	1,8	2,25	4,5	5,4	6,3	7,2	8,1	9	18	36
20	1,2	1,8	2,4	3	6	7,2	8,4	9,6	10,8	12	24	48
25	1,5	2,25	3	3,75	7,5	9	10,5	12	13,5	15	30	60
30	1,8	2,7	3,6	4,5	9	10,8	12,6	14,4	16,2	18	36	72
35	2,1	3,15	4,2	5,25	10,5	12,6	14,7	16,8	18,9	21	42	84
40	2,4	3,6	4,8	6	12	14,4	16,8	19,2	21,6	24	48	96
45	2,7	4,05	5,4	6,75	13,5	16,2	18,9	21,6	24,3	27	54	108
50	3	4,5	6	7,5	15	18	21	24	27	30	60	120
55	3,3	4,95	6,6	8,25	16,5	19,8	23,1	26,4	29,7	33	66	132
60	3,6	5,4	7,2	9	18	21,6	25,2	28,8	32,4	36	72	144
65	3,9	5,85	7,8	9,75	19,5	23,4	27,3	31,2	35,1	39	78	156
70	4,2	6,3	8,4	10,5	21	25,2	29,4	33,6	37,8	42	84	168

55. SUCCINILCOLINA (SUXAMETONIO) (Anectine®):

DESCRIPCIÓN DEL FÁRMACO:

- *Bloqueante despolarizante de acción ultracorta. Inicio de la acción 30-60 segundos.*
- *Duración de acción 5 a 10 minutos (vida media 3-5 minutos)*
- *Efectos secundarios: bradicardia, taquiarritmias, HTA, mioglobinuria, hipersensibilidad, broncoespasmo, hipersalivación y aumento de la tensión ocular. Raramente hipertermia maligna*
- *Con la segunda dosis debe administrase atropina por la bradicardia que produce*
  (aconsejable la premedicación con atropina 0,5-1 mg)

- *Contraindicaciones:*
  - i. *Gran traumatismo en fases iniciales*
  - ii. *Hiperpotasemia*
  - iii. *Grandes quemados*
  - iv. *Trauma medular*
  - v. *Lesiones por aplastamiento*
  - vi. *Hipertermia maligna*
  - vii. *Distrofia muscular*
  - viii. *Enfermedad motoneurona*
  - ix. *Deficit de seudocolinesterasas*
  - x. *Feocromocitoma*
  - xi. *Glaucoma*

PRESENTACIÓN:

Ampolla 100 mg/2 ml (concentración 50 mg/ml).

DOSIS:

<u>Inducción IOT:</u> 1 a 1,5 mg/Kg. Si no respuesta a los 5 minutos se puede administrar otra dosis de 0,5 mg/Kg.

Dosis de Succinilcolina (Suxametonio) (Anectine®) para Inducción IOT en mg/kg.			
Peso (kg)	0,5 mg/kg	1 mg/kg	1,5 mg/kg
1	0,5 mg	1	1,5
2	1	2	3
3	1,5	3	4,5
4	2	4	6
5	2,5	5	7,5
6	3	6	9
7	3,5	7	10,5
8	4	8	12
9	4,5	9	13,5
10	5	10	15
15	7,5	15	22,5
20	10	20	30
25	12,5	25	37,5
30	15	30	45
35	17,5	35	52,5
40	20	40	60
45	22,5	45	67,5
50	25	50	75
55	27,5	55	82,5
60	30	60	90
65	32,5	65	97,5
70	35	70	105 mg

56. SUGAMADEX (Bridion®)

DESCRIPCIÓN DEL FÁRMACO:

- *Gamma ciclodextrina modificada que se une formando un complejo con Vecuronio y Rocuronio en plasma, reduciendo así su unión de bloqueantes neuromusculares a receptores nicotínicos en la unión neuromuscular.*
- *Utilidad en la reversión de la relajación muscular por <u>Rocuronio o Vecuronio</u>, reversión inmediata a dosis de 16 mg/Kg en 3-4 minutos.*
- *No se recomienda su uso en caso de insuficiencia renal grave (Ccr < 30 ml/min) o hemodiálisis.*

PRESENTACIÓN:
- Vial 200 mg/2 ml (concentración 100 mg/ml)
- Vial 500 mg/5 ml (concentración 100 mg/ml)

DOSIS

<u>Reversión inmediata del bloqueo neuromuscular:</u> 16 mg/Kg

<u>Reversión rutinaria:</u> 2 mg/Kg (bloqueo moderado); 4 mg/Kg (bloqueo profundo)

Peso (kg)	2 mg/kg	ml a 2 mg/kg	4 mg/kg	ml a 4 mg/kg	16 mg/kg	ml a 16 mg/kg
1	2	0,02 ml	4	0,04 ml	16	0,16 ml
2	4	0,04 ml	8	0,08 ml	32	0,32 ml
3	6	0,06 ml	12	0,12 ml	48	0,48ml
4	8	0,08 ml	16	0,16 ml	64	0,64 ml
5	10	0,1 ml	20	0,2 ml	80	0,8 ml
6	12	0,12 ml	24	0,24 ml	96	0,96 ml
7	14	0,14 ml	28	0,28 ml	112	1,12 ml
8	16	0,16 ml	32	0,32 ml	128	1,28 ml
9	18	0,18 ml	36	0,36 ml	144	1,44 ml
10	20	0,2 ml	40	0,4 ml	160	1,6 ml
15	30	0,3 ml	60	0,6 ml	240	2,4 ml
20	40	0,4 ml	80	0,8 ml	320	3,2 ml
25	50	0,5 ml	100	1 ml	400	4 ml
30	60	0,6 ml	120	1,2 ml	480	4,8 ml
35	70	0,7 ml	140	1,4 ml	560	5,6 ml
40	80	0,8 ml	160	1,6 ml	640	6,4 ml
45	90	0,9 ml	180	1,8 ml	720	7,2 ml
50	100	1 ml	200	2 ml	800	8 ml
55	110	1,1 ml	220	2,2 ml	880	8,8 ml
60	120	1,2 ml	240	2,4 ml	960	9,6 ml
65	130	1,3 ml	260	2,6 ml	1040	10,4 ml
70	140	1,4 ml	280	2,8 ml	1120	11,2 ml

Tabla de dosis de reversión de bloqueantes musculares ajustada al peso en mg y ml de ampollas (todas la misma concentración de 100 mg/ml

57. URAPIDILO (Elgadil®)

DESCRIPCIÓN DEL FÁRMACO:

- *Antagonista α1, α2 y de receptores 5-hidroxitriptamina de Vm corta.*
- *Indicado en HTA en ACV isquémico (TA > 180/105), o hemorrágico (TAS > 170). De segunda elección en HTA maligna y encefalopatía hipertensiva.*
- *Usar en monoterapia (no usar otros hipotensores coadyuvantes salvo necesidad por potenciación).*
- *Efectos secundarios: taquicardia, cefalea, nauseas, inquietud, agitación, vértigo.*
- *Contraindicaciones: estenosis subaórtica, embarazo y lactancia (no experiencia).*

PRESENTACIÓN:

Ampolla 50 mg/10 ml (concentración 5 mg/ml)

DOSIS:

Bolo i.v.: 1mg/kg/ lento se puede repetir a los 5 minutos.

Bolos de Urapidilo IV en mg ajustados a peso	
Peso (kg)	1 mg/kg
1	1 mg
2	2
3	3
4	4
5	5
6	6
7	7
8	8
9	9
10	10
15	15
20	20
25	25
30	30
35	35
40	40
45	45
50	50
55	55
60	60
65	65
70	70

En adultos: 25 mg i.v. (1/2 ampolla). Se puede repetir a los 5 minutos si necesario (25 mg = 1/2 ampolla). Se puede dar una tercera dosis de 50 mg (1 ampolla). Dosis total en bolos i.v. 100 mg. Se suele continuar con perfusión i.v.

Perfusión continua: 0,8 a 3 mg/kg/h.

Dilución de (5 ampollas = 250 mg en 250 cc SF 0,9%). Concentración de 1mg/ml.

Tabla de perfusión de URAPIDILO ajustada a peso, en ml/h			
Dilución de (5 ampollas = 250 mg en 250 cc SF 0,9%). Concentración de 1mg/ml.			
Peso (kg)	0,8 mg/kg/h	1 mg/kg/h	2 mg/kg/h	3 mg/kg/h
1	0,8	1	2	3
2	1,6	2	4	6
3	2,4	3	6	9
4	3,2	4	8	12
5	4	5	10	15
6	4,8	6	12	18
7	5,6	7	14	21
8	6,4	8	16	24
9	7,2	9	18	27
10	8	10	20	30
15	12	15	30	45
20	16	20	40	60
25	20	25	50	75
30	24	30	60	90
35	28	35	70	105
40	32	40	80	120
45	36	45	90	135
50	40	50	100	150
55	44	55	110	165
60	48	60	120	180
65	52	65	130	195
70	56	70	140	210

58. VECURONIO, BROMURO (Norcuron®)

DESCRIPCIÓN DEL FÁRMACO:

- *Bloqueante no despolarizante esteroideo con actividad más selectiva sobre músculo estriado (menos efectos cardiovasculares al actuar sólo sobre receptores nicotínicos de músculo).*
- *Inicio de la acción 2 a 3 minutos. Duración de acción 30 a 40 minutos.*
- *Eliminación hepatorrenal (no se recomienda perfusión continua).*
- *En pacientes obesos calcular dosis en función de peso corporal ideal.*
- *Puede usarse en cesáreas (difunde poco a través de placenta (FDA: C).*
- *Efectos secundarios: hipotensión, bradicardia/taquicardia, arritmias, broncoespasmo, depresión respiratoria, prurito, eritema, debilidad muscular.*
- Antídoto: Sugammadex (Bridion®).

PRESENTACIÓN:

Vial 10 mg/1 ml [10 mg/ml]. Diluir en 5 ml de agua para inyección.

DOSIS

Inducción IOT: 0,1 mg/Kg.

Dosis de Vecuronio, Bromuro (Norcuron®) para Inducción IOT en mg/kg	
Peso (kg)	0.1 mg/kg
1	0,1mg
2	0,2
3	0,3
4	0,4
5	0,5
6	0,6
7	0,7
8	0,8
9	0,9
10	1
15	1,5
20	2
25	2,5
30	3
35	3,5
40	4
45	4,5
50	5
55	5,5
60	6
65	6,5
70	7 mg

Perfusión continua: 1 a 2 µg/Kg/min (¡NO SE RECOMIENDA SU USO!).

Tablas de SIGLAS Y ABREVIATURAS:

Vías de administración:

I.V.	intravenosa
V.O.	oral
I.M.	intramuscular
s.c.	Subcutánea.
Por IOT	Intratraqueal.
Sin abreviatura	Intranasal
Sin abreviatura	sublingual
Sin abreviatura	rectal

Unidades:

Kg	Kilogramo de peso
mg	miligramos
mcg	microgramos
µg	microgramos
U.I.	Unidades Internacionales
cc	Centímetros cúbicos.
ml	Mililitros
seg	Segundos.
min	minutos
h	hora
Sin abreviatura.	día
mEq	miliequivalentes
mmol	milimol
mOsm	miliosmol
L	litro
M	molar

Concentraciones:

mg/kg	Miligramo por kg de peso
mcg/kg	Microgramo por kilo de peso
%	Porcentaje de concentración

Velocidades de perfusión y ritmos:

ml/h	Mililitros por hora
mg/kg/h	Miligramo por kg de peso en una hora
mcg/kg/min	Microgramo por kilo de peso por minuto

Siglas frecuentes:

IOT	Intubación orotraqueal.
SF	Suero salino ClNa 0,9%
SG5%	Suero glucosado al 5%
SG 10 %	Suero glucosado al 10%
RL	Ringer lactato.
Vm	Vida media del fármaco
Sd	Síndrome
SIADH	Síndrome de secreción inadecuada de ADH.
TEP	Tromboembolismo pulmonar.
IAM	Infarto de miocardio.
®	Nombre comercial.
Ccr	Aclaramiento de creatinina

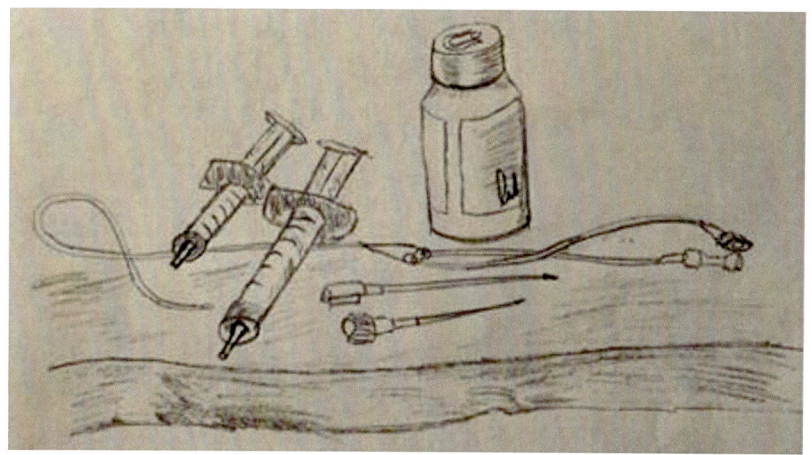